DR. NELE MARIE PETERS

100 FRAGEN
AN DEINE
KINDERÄRZTIN

Bibliografische Information der Deutschen Nationalbibliothek
Die Deutsche Nationalbibliothek verzeichnet diese Publikation in der Deutschen Nationalbibliografie.
Detaillierte bibliografische Daten sind im Internet über https://dnb.de abrufbar.

Für Fragen und Anregungen
info@rivaverlag.de

Wichtige Hinweise
Dieses Buch ist für Lernzwecke gedacht. Es stellt keinen Ersatz für eine individuelle medizinische Beratung dar und sollte auch nicht als solcher benutzt werden. Wenn Sie medizinischen Rat einholen wollen, konsultieren Sie bitte einen qualifizierten Arzt. Der Verlag und die Autorin haften für keine nachteiligen Auswirkungen, die in einem direkten oder indirekten Zusammenhang mit den Informationen stehen, die in diesem Buch enthalten sind.

Originalausgabe
1. Auflage 2023
© 2023 by riva Verlag, ein Imprint der Münchner Verlagsgruppe GmbH
Türkenstraße 89
80799 München
Tel.: 089 651285-0
Fax: 089 652096

Redaktion: Magdalena Kieser
Umschlaggestaltung: Maria Verdorfer
Umschlagabbildungen: shutterstock/Artem Novosad, Happy Art, HN Works, Marina Akinina, Artco, Kirill Malyshev, Kurniawan170199
Illustrationen: shutterstock: 10: lemono, 15: judyjump, 26: Pixsooz, 32: hvostik, 34: Julia Kutsaeva, 38: maryartist, 51, 122: Fagreia, 51 (Zäpfchen): Marina Akinina, 53: Blueastro, 57: svtdesign, 64: Pepermpron, 72, 148: Pikovit, 90: zizi_mentos, 94: Katalin Macevics, 104: BY213, 129: gritsalak karalak, 134, 154: The img, 163: yomogi1, 192: Antonov Maxim; 205: Amelie Peters Films
Layout und Satz: Bernadett Linseisen (schere. style. papier), München
Druck: Florjancic Tisk d.o.o., Slowenien
Printed in the EU

ISBN Print 978-3-7423-2462-7
ISBN E-Book (PDF) 978-3-7453-2231-6
ISBN E-Book (EPUB, Mobi) 978-3-7453-2232-3

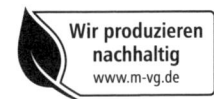

Wir produzieren
nachhaltig
www.m-vg.de

Weitere Informationen zum Verlag finden Sie unter

www.rivaverlag.de

Beachten Sie auch unsere weiteren Verlage unter www.m-vg.de

DR. NELE MARIE PETERS

100 FRAGEN
AN DEINE
KINDERÄRZTIN

Alles, was du wissen musst, um Krankheiten
richtig zu behandeln und die Gesundheit
deines Kindes zu schützen

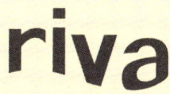

INHALT

Für Tanja

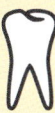
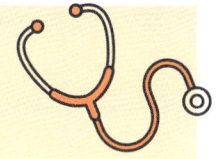

GROSSE SORGEN UM DIE KLEINEN

Kaum etwas ist so wertvoll wie die Gesundheit. Scheint sie gefährdet, wenn auch in noch so kleinem Ausmaß, tritt alles andere für einen Augenblick in den Hintergrund. Die Gesundheit seines geliebten Kindes zu schützen und in Momenten der Krankheit richtig handeln zu können, ist deshalb ein instinktives elterliches Bedürfnis. Dieser Ratgeber steht dir mit fundiertem medizinischem Wissen zur Seite und soll dir Klarheit, Sicherheit und Ruhe schenken.

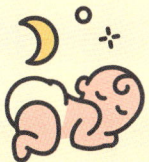

WENN DEIN KIND KRANK IST

Vorab erhältst du nun einen Einblick in allgemeine Herangehensweisen im Falle einer Krankheit, die dir im gesamten Ratgeber immer wieder begegnen werden.

Immer was Neues

Unerklärliches Bauchweh, das erste Mal Fieber oder ein plötzlich aufgetretener Hautausschlag: Irgendetwas Neues gibt es mit einem Kind immer, oder? Dieser Eindruck entsteht aus berechtigten Gründen. Zum einen wird dein Kind mit einem unreifen Immunsystem geboren, das zunächst alle möglichen Krankheitserreger nach und nach kennenlernen muss. Deshalb kann es in den ersten Lebensjahren zu vielen Infekten kommen, was durch Geschwister oder den Kitabesuch oft noch intensiviert wird. Zum anderen beginnen einige Erkrankungen häufig im Kindesalter, beispielsweise eine Neurodermitis oder Allergie. Außerdem wirst du mit vielen Beschwerden deines Kindes erstmalig konfrontiert, entweder weil es dein erstes ist oder du sie von deinen anderen Kindern noch nicht kennst. So ist es völlig verständlich, wenn du dich ab und an in einer Situation befindest, in der du überfragt oder besorgt bist. Dieser Ratgeber soll dich deshalb bei der Erkennung und Behandlung typischer kindlicher Erkrankungen unterstützen.

Krankheiten ursächlich behandeln

Nur eine Minderheit der üblichen kindlichen Infekte wird ursächlich behandelt, was vor allem daran liegt, dass sie sehr häufig durch Viren verursacht werden. Es gibt gegen Viren wirkende *(antivirale)* Medikamente, die aber außerhalb des Krankenhauses nur selten angewandt werden (müssen). Hat dein Kind hingegen Läuse im Haar, Würmer im Darm oder eine Pilzinfektion des Windelbereichs, kann man diese Erreger gezielt bekämpfen. Auch bakterielle Infektionen lassen sich mit Antibiotika ursächlich behandeln. Zum Glück, denn sie können in bestimmten Fällen die Genesung beschleunigen, Komplikationen verhindern oder sogar lebensrettend sein, wie beispielsweise bei einer Blutvergiftung oder einer bakteriellen Hirnhautentzündung. Wichtig: Antibiotika wirken nur gegen Bakterien. Daher sind sie zur Behandlung eines viralen Erkältungsinfekts zwecklos. Nachteile von Antibiotika sind eine mögliche Resistenzbildung oder Nebenwirkungen wie Magen-Darm-Beschwerden oder ein Hautausschlag. Deshalb sollte der Einsatz nur erfolgen, wenn es wirklich notwendig ist. Auch bakterielle Infektionen können ganz von selbst abheilen, wie beispielsweise viele Mittelohr- oder Bindehautentzündungen.

Krankheiten symptomatisch behandeln

Mit einer symptomatischen Therapie ist die Behandlung der Krankheitsbeschwerden gemeint. Sie kommt am allerhäufigsten und meist auch ganz intuitiv zum Einsatz: Bei Fieber oder Schmerzen gibst du deinem Kind schmerzlindernde Mittel, bei einer verstopften Nase verabreichst du abschwellende Nasentropfen oder du trägst bei juckender, trockener Haut eine Pflegecreme auf. Für die zahlreichen viralen Infekte ist eine symptomatische Behandlung meist die einzige Therapiemöglichkeit. Sie kann aber für dein Kind einen großen Unterschied machen, da du sein Leiden verringern und so die Zeit bis zur Genesung erträglicher gestalten kannst. Die meisten Medikamente, die Symptome lindern, sind nicht rezeptpflichtig. Eine ärztliche Verordnung hat den Vorteil, dass du beraten wirst und Hinweise zur Dosierung erhältst. Außerdem werden die Kosten für viele Medikamente bei Kindern unter zwölf Jahren für gewöhnlich von der Krankenkasse getragen, wenn sie rezeptiert wurden.

Abwarten und Vertrauen

Selbstverständlich müssen einige Krankheiten ärztlich behandelt werden. Deshalb sind in diesem Ratgeber stets Warnzeichen benannt, die bei der Entscheidung »Zur Ärztin – ja oder nein?« helfen können. Auch ist ein Arztbesuch immer sinnvoll und gerechtfertigt, wenn du ein schlechtes Gefühl hast oder dir Sorgen machst.

Die Mehrzahl der kindlichen Beschwerden ist jedoch glücklicherweise selbstlimitierend, verschwindet also auch ohne jegliches Zutun von selbst wieder. So sagt man auch: »Eine Erkältung dauert ohne Therapie sieben Tage, mit Therapie eine Woche.« Natürlich sollen Schmerzen und andere Beschwerden gelindert werden. Aber darüber hinaus kann es ein guter Weg sein, die Genesungsarbeit bewusst dem Körper deines Kindes zu überlassen, ihm zu vertrauen und das auch deinem Kind zu zeigen. So kann es von klein auf lernen und erfahren, Vertrauen in den eigenen Körper aufzubauen. Dies darf gerne mit heilenden Ritualen oder natürlich der Erfüllung von Wünschen begleitet werden. Und manchmal sind Zuwendung, Liebe und Nähe ohnehin das allerbeste Rezept.

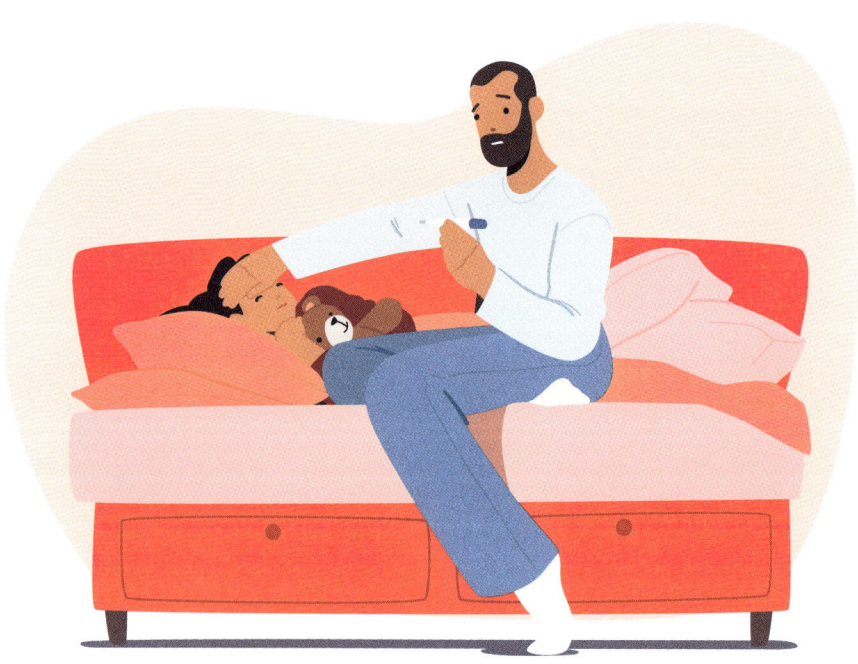

Wenn dein Kind krank ist, sind Zuwendung und Fürsorge
manchmal die beste Medizin.

Mythos

PFLANZLICHE UND HOMÖOPATHISCHE MITTEL SIND DAS GLEICHE

Bei der symptomatischen Behandlung spielen pflanzliche oder homöopathische Arzneimittel in vielen Familien eine große Rolle. Sie werden häufig gemeinsam genannt, sind aber zwei verschiedene Dinge. Pflanzliche Medikamente enthalten einen Wirkstoff aus der Natur, beispielsweise Efeublätter in Hustensaft. Sie können hilfreich sein, aber »natürlich« ist nicht gleichbedeutend mit harmlos. Genauso wie »chemische« Medikamente können sie zu Nebenwirkungen und Wechselwirkungen führen und es kann zu gefährlichen Überdosierungen kommen. Daher sollte ihr Einsatz sorgfältig bedacht und exakt dosiert erfolgen. In homöopathischen Mitteln können die Ausgangsstoffe ebenfalls pflanzlich sein, aber auch anderen Ursprungs. Sie werden so stark verdünnt, dass sie kaum bis gar nicht mehr nachweisbar sind. Für das homöopathische Prinzip »je verdünnter, desto stärker die Wirkung« gibt es keine plausible naturwissenschaftliche Grundlage. Auch konnte durch Studien, die einem ausreichend hohen wissenschaftlichen Standard entsprechen, keine Wirksamkeit von Homöopathika nachgewiesen werden, die über einen Placeboeffekt hinausgeht. Sie bestehen darüber hinaus meist aus Zucker und/oder enthalten Alkohol. Du erkennst ein homöopathisches Mittel meist daran, dass auf die Inhaltsstoffe ein »C« oder »D« mit einer Zahl folgt.

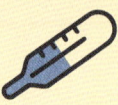

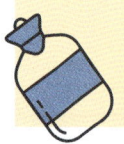

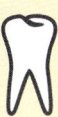
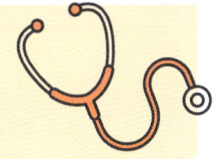

IMMUNSYSTEM

WÄCHTER UND BESCHÜTZER DES KÖRPERS

Wenn dein Kind ständig krank ist, fragst du dich vielleicht, ob es ein schwaches Immunsystem hat. In diesem Kapitel erfährst du, wie das Immunsystem arbeitet und woran du erkennst, dass es nicht ausreichend funktioniert – oder sogar zu eifrig ist. Im Anschluss erhältst du Tipps, wie du das Immunsystem und die Gesundheit deines Kindes unterstützen kannst. Am Ende sollten keine Fragen mehr offenbleiben, außer vielleicht: »Wie wird man immun gegen schlechte Laune?«

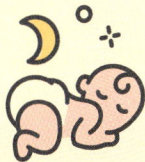

WENN DAS IMMUNSYSTEM GESUND, ZU SCHWACH ODER ÜBERAKTIV IST

Das Immunsystem ist nach Geburt noch nicht voll entwickelt. Während dein Kind zu krabbeln, laufen und sprechen beginnt, lernt auch sein Immunsystem immer mehr hinzu. Allergien oder Immundefekte sind Erkrankungen, bei denen es nicht optimal arbeitet.

 ## Wie funktioniert das Immunsystem?

Das Immunsystem ist ein großes und ausgefeiltes Netzwerk, das dein Kind vor schädlichen Einflüssen aus der Umwelt, wie unter anderem Krankheitserregern, schützt. Dieses Netzwerk ist lebenswichtig. Zu ihm gehören verschiedene Immunzellen, Botenstoffe und Organe wie Milz, Mandeln, Lymphknoten oder das Knochenmark.

Nach der Geburt hat dein Kind einen »geliehenen« Schutz, den Nestschutz, der durch die Übertragung von mütterlichen Antikörpern während der Schwangerschaft und über die Muttermilch entsteht. Jedoch ist dein Baby dadurch höchstens einige Monate lang geschützt und das nicht vollständig und nicht gegen alle Krankheitserreger. Bei Frühgeborenen ist der Nestschutz deutlich geringer ausgeprägt oder fehlt ganz.

Das eigene, angeborene Immunsystem deines Babys ist jedoch auch schon aktiv. Es schützt es äußerlich über die Hautbarriere vor Fremdstoffen oder macht es ihnen durch Schleim der Atemwege oder die Magensäure schwer, in den Körper einzudringen. Der Hustenreflex oder verstärkte Darmbewegungen können Unliebsames auf schnellstem Wege wieder nach draußen befördern. Wenn es Krankheitserreger doch einmal über diese Schutzbarrieren schaffen, werden sie mithilfe von Immunzellen und Proteinen unschädlich gemacht. Das angeborene Immunsystem ist schnell, aber nur begrenzt in der Lage, die Ausbreitung von Krankheitserregern zu verhindern. Es arbeitet außerdem unspezifisch, reagiert also auf alle Eindringlinge gleich und lernt nicht dazu.

Zusätzlich gibt es das erworbene – oder auch spezifische – Immunsystem, das eng mit dem angeborenen zusammenarbeitet. Es braucht etwas länger und muss zunächst, wie sein Name sagt, in den ersten Lebensjahren nach und nach ausgebildet werden, geht jedoch deutlich genauer vor. Bestimmte weiße Blutkörperchen erkennen spezifische Strukturen des Angreifers, können ihn gezielt zerstören oder bilden Antikörper. Letztere docken wie maßgeschneiderte »Marker« an den Eindringling an, machen ihn dadurch unschädlich oder signalisieren weiteren Abwehrzellen und Enzymen, bei seiner Bekämpfung mitzuhelfen.

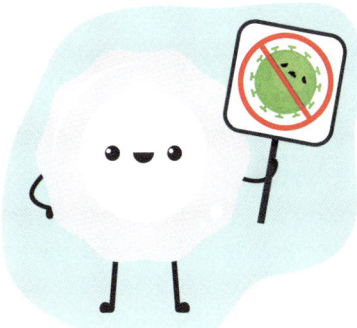

Spezielle weiße Blutkörperchen können sich Erreger merken, mit denen sie bereits Kontakt hatten.

Das spezifische Immunsystem ist lernfähig und entwickelt ein Gedächtnis: Kommt ein Eindringling das zweite Mal, erinnert es sich: »Ah, dich kennen wir doch – wir sind schon auf dich vorbereitet!« Dadurch gelingt eine gezielte Abwehr, die viel schneller ablaufen kann als beim ersten Kontakt.

Das Immunsystem bleibt ein Leben lang anpassungsfähig, hat aber in den ersten Lebensjahren seine aktivste Lernzeit – was du möglicherweise durch viele Infekte deines Kindes bemerkst.

2 Wie oft werden Kinder normalerweise krank?

Während der ersten Lebensjahre trifft der Körper deines Kindes auf zahlreiche, ihm bisher unbekannte Krankheitserreger. Das geschieht in der Regel über Infektionen, die unbemerkt oder mit mehr oder weniger stark ausgeprägten Symptomen ablaufen können. Zum Teil passiert es auch über Impfungen, mittels derer dem Körper abgetötete oder abgeschwächte Viren oder Bakterien, oder deren Bestandteile, präsentiert werden. Das

Ergebnis ist nahezu das gleiche: Das Immunsystem lernt die Krankheitserreger kennen, kann sich auf sie spezialisieren und vorbereiten und so beim nächsten Mal schnell darauf reagieren. So wird dein Kind bei einem erneuten Kontakt für gewöhnlich nicht mehr so stark krank – wie beim RS-Virus – oder sogar gar nicht mehr – wie nach einem durchgemachten Drei-Tage-Fieber oder nach zwei Masern-Impfungen. Gegen manche Erreger werden wir leider nie immun, zum Beispiel gegen die häufigsten Erkältungsviren, die Rhinoviren. Da es zahlreiche Varianten von ihnen gibt, die sich wiederum ständig verändern, schaffen sie es jedes Jahr neu, unser Immunsystem auszutricksen. So kann man sich auch im Erwachsenenalter noch regelmäßig erkälten.

Das Immunsystem deines Kindes arbeitet durchgehend und es gibt etliche Situationen am Tag, an denen man stolz und dankbar für seine Arbeit sein kann. Wie so häufig bekommen gewisse Dinge aber vor allem Aufmerksamkeit, wenn sie einmal nicht funktionieren: Ist ein Erreger dem Immunsystem noch unbekannt oder war es aus anderen Gründen nicht ganz so schnell, wird dein Kind krank.

Diese Situation tritt üblicherweise in den ersten Lebensjahren deutlich häufiger auf als im restlichen Leben. So kann es sein, dass dein Kind acht bis zwölf Infekte im Jahr durchmacht und dies trotzdem noch ganz normal und harmlos ist. Zu leichten Infekten gehören zum Beispiel Erkältungen mit oder ohne Fieber, Magen-Darm-Infekte, unkomplizierte Mittelohrentzündungen oder Mandelentzündungen. Wie du vielleicht weißt, können sie sich aber alles andere als leicht anfühlen: Insbesondere, wenn der Großteil der jährlichen acht Infekte in den Winter fallen und sich dort nah aneinanderreihen, entsteht manchmal der Eindruck, das Kind sei durchgehend krank. Das ist sehr anstrengend, aber für gewöhnlich vollkommen unbedenklich, denn das häufige Krankwerden hat in den allermeisten Fällen nichts mit einem zu schwachen Immunsystem zu tun, sondern lediglich mit einem fleißig arbeitenden. Welche Warnzeichen tatsächlich für einen Immundefekt – eine Störung der Abwehrfunktion – sprechen können, kannst du ab Seite 17 nachlesen.

Nicht jedes Kleinkind mit einem gesunden Immunsystem ist gleich häufig krank. So wie jeder Mensch individuell ist, ist auch das eine Kind etwas »anfälliger« für Infekte und das andere etwas weniger. Auch wenn dein Kind regelmäßig von anderen Kindern umgeben ist, es beispielsweise Geschwister hat oder die Kita besucht, kann es vermehrt zu Erregerkontakten und damit zu Infekten kommen.

Mein Kind ist fast nie krank

Häufiges Kranksein ist also in den ersten Lebensjahren meist völlig normal – was aber, wenn dein Kind nur selten krank wird? Du brauchst und sollst es nicht auf eine »Viren-Party« bringen – stattdessen kannst du dich einfach freuen. Denn das Immunsystem ist kein Muskel. Es muss nicht trainiert werden, um fit zu bleiben, und schrumpft auch nicht mit der Zeit. Stattdessen macht dein Kind vielleicht gewisse Infektionen unbemerkt durch oder kommt mit manchen Erregern erst später oder nach und nach in Kontakt, anstatt mit allen auf einmal. Fakt ist: Genauso wie dein Kind wird sich auch sein Immunsystem auf seine Art entwickeln.

3 Wie erkenne ich eine Immunschwäche?

Wie du bereits erfahren hast, steckt in den meisten Fällen nichts dahinter, wenn dein Kind häufig krank wird. Anders sieht es bei Kindern mit chronischen Erkrankungen wie Diabetes mellitus, Bronchialasthma, gewissen Herzerkrankungen oder starkem Übergewicht aus, oder bei Kindern, die andauernd Passivrauch ausgesetzt sind. Sie können eine krankhafte Infektanfälligkeit haben. Darüber hinaus gibt es einige seltene Erkrankungen, die eine »echte« Immunschwäche bedingen können. Folgende beispielhafte Warnzeichen können auf einen angeborenen Immundefekt hinweisen:[1]

- ▶ langandauernde oder immer wieder aufflammende Infektionen oder eine antibiotische Therapie über zwei Monate oder länger ohne heilenden Effekt
- ▶ zwei oder mehr Lungenentzündungen oder schwere Nasennebenhöhlenentzündungen in einem Jahr

▶ zwei oder mehr innere Infektionen, beispielsweise Hirnhautentzündung oder Blutvergiftung

▶ acht oder mehr Mittelohrentzündungen in einem Jahr

▶ Infektionen durch normalerweise ungefährliche Erreger

▶ hartnäckige Pilzinfektionen der (Schleim-)Haut nach dem ersten
   Lebensjahr, beispielsweise ein dauerhafter Belag im Mund

▶ wiederkehrende Eiteransammlungen tief unter der Haut oder in
   inneren Organen

▶ Komplikationen durch Lebendimpfungen

▶ Immundefekt oder krankhafte Infektanfälligkeit in der Familie

▶ schlechtes Gedeihen – also zu geringes Körpergewicht und Kör-
   perlänge –, möglicherweise mit Durchfall einhergehend

▶ unklare chronische Rötungen an Händen und Füßen bei Säuglingen

Sollte eines dieser Warnzeichen bei deinem Kind vorliegen oder machst
du dir Sorgen, weil es häufiger oder »anders« krank ist als andere Kinder,
ist eine ärztliche Untersuchung und Beratung auf jeden Fall empfohlen.
So notwendig es ist, mögliche Erkrankungen wie einen Immundefekt zu
entdecken, so wichtig ist es aber auch zu betonen, dass sie wirklich selten
vorkommen. Stattdessen konnte dich vielleicht nun bereits das Lesen der
Warnzeichen ein wenig beruhigen und dir zeigen, dass dein sonst gesundes Kind mit seinen häufigen Erkältungen wahrscheinlich sehr weit von
einem Immundefekt entfernt ist. In den allermeisten Fällen brauchst du
dir also keine Sorgen machen.

 # Woran merke ich, dass mein Kind eine Allergie hat?

Bei einer Allergie reagiert das Immunsystem deines Kindes nicht zu
schwach, sondern zu stark, und zwar auf eigentlich harmlose Stoffe. Es
hält sie für schädlich und versucht, sie zu bekämpfen, was die allergischen
Beschwerden auslöst. Ein erhöhtes Risiko hierfür haben Kinder, die Eltern

oder Geschwister mit ebenfalls Allergien oder Erkrankungen wie allergischem *Asthma bronchiale* oder Neurodermitis haben.

Nahrungsmittelallergien – vor allem gegen Hühnerei, Kuhmilch, Erdnuss, Soja, Weizen, Nüsse oder Fisch – können ab dem ersten Lebensjahr auftreten und werden meist durch einen Hautausschlag, Erbrechen, Durchfall, Husten oder Atemnot nach Verzehr sichtbar.

Zu den Auslösern inhalativer Allergien – also gegen Stoffe, die über die Luft verbreitet werden – gehören beispielsweise Hausstaubmilben, Tierhaare, Pollen oder Schimmelpilze. Sie können ab dem Kleinkindalter beginnen, typischer ist das (Vor-)Schulalter. Das betroffene Kind leidet unter juckenden und tränenden Augen, Niesen, Schnupfen oder Schnarchen, allergischem Asthma oder Tagesschläfrigkeit.

Solltest du den Verdacht haben, dass dein Kind von einer Allergie betroffen ist, hilft ein Blut- oder Hauttest *(Prick-Test)* in der Arztpraxis weiter. Manchmal ist ein ärztlich überwachter Provokationstest notwendig, bei dem dem Kind eine steigende Menge des Nahrungsmittelallergens verabreicht wird, um zu sehen, ob es darauf mit Symptomen reagiert. Bestätigt sich der Verdacht, muss es vorerst aus dem Speiseplan gestrichen werden. Bei einer inhalativen Allergie werden meist lindernde Medikamente wie Antihistaminika oder Kortison verordnet. In schweren Fällen benötigt ein Kind mit einer Allergie ein Set mit Notfallmedikamenten, das es immer dabeihaben muss. Ursächlich helfen kann eine Hyposensibilisierung, bei der das Allergen über einen längeren Zeitraum in aufsteigenden Dosierungen unter die Haut gespritzt oder als Tablette eingenommen wird. So soll sich das Immunsystem langsam an sie gewöhnen und nicht mehr überschießend reagieren. Die guten Nachrichten: Allergien können bei Kindern mit dem Alter besser werden oder ganz verschwinden, wie es beispielsweise bei einer Allergie gegen Hühnerei oder Kuhmilch meist der Fall ist.

Vorbeugung gegen Allergien

Da eine Allergie unter anderem durch eine gewisse Veranlagung entsteht, kann man sie nicht ganz verhindern. Es gibt aber einige Dinge, auf die du achten und damit das Risiko einer Allergie möglicherweise reduzieren kannst:[2]

▶ **Muttermilch:** Ernähre dein Baby – sofern möglich und erwünscht – für die ersten vier bis sechs Lebensmonate ausschließlich mit Muttermilch und fahre während der Einführung von Beikost begleitend damit fort. Wenn du planst, dein Baby vollständig mit Muttermilch zu ernähren, sollte eine Zufütterung mit kuhmilchbasierter Säuglingsnahrung in den ersten Lebenstagen möglichst vermieden werden.

▶ **Säuglingsnahrung:** Früher wurde dazu geraten, Kindern mit Allergierisiko, die nicht (nur) Muttermilch erhalten, eine hypoallergene Säuglingsnahrung (HA-Nahrung) zu geben. Für die zurzeit in Deutschland vermarkteten HA-Nahrungen fehlen allerdings wissenschaftliche Belege zur allergievorbeugenden Wirksamkeit, sodass sie mittlerweile nicht mehr pauschal empfohlen werden.

▶ **Beikost:** Bei der Beikost, die nach und nach zwischen dem fünften und siebten Lebensmonat dazukommt, sollen potenzielle Allergene nicht vermieden werden. Hier gibt es ein paar Ausnahmen, zum Beispiel, wenn dein Kind bereits eine bekannte Allergie hat oder besonders allergiegefährdet ist. Lasse dich deshalb vor Einführung der Beikost ärztlich beraten, ob du etwas Besonderes beachten musst. Ansonsten wird eine möglichst vielfältige Ernährung empfohlen, da diese neben vielen anderen Vorteilen auch einen allergiereduzierenden Effekt haben könnte. Du kannst deinem Kind also auch regelmäßig Hühnerei (zum Zwecke der Allergieprävention verbacken oder hartgekocht, kein Rührei), Fisch, maximal 200 Milliliter Kuhmilch (in der Nahrung verarbeitet, nicht als Getränk) pro Tag oder Naturjoghurt anbieten. Wenn ihr in eurem Haushalt regelmäßig erdnusshaltige Lebensmittel verzehrt, kann es einer Erdnussallergie möglicherweise vorbeugen, wenn dein Baby, falls es Neurodermitis (und keine Erdnussallergie!) hat, ab dem Beikoststart regelmäßig Erdnuss erhält, beispielsweise in Form von Mus.

▶ **Haustier:** Sollte es in deiner Familie ein erhöhtes Allergierisiko geben oder dein Kind eine Neurodermitis haben, solltest du keine Katze neu anschaffen. Von einer Hundehaltung wird nicht abgeraten.

▶ **kein Zigarettenrauch:** Du solltest weder in der Schwangerschaft rauchen, noch sollte dein Kind nach Geburt Passivrauch ausgesetzt sein.

▶ **Impfungen** erhöhen entgegen manchen Behauptungen das Allergierisiko nicht, sondern es gibt sogar Hinweise darauf, dass sie es senken könnten.

▶ **Innenraumklima:** Lüfte eure Wohnung ausreichend, um ein feuchtes Innenraumklima, das Schimmelpilzwachstum begünstigt, zu vermeiden.

Studien konnten keinen vor Allergien schützenden Effekt von Nahrungsergänzungsmitteln wie Probiotika, Vitamin D oder anderen Vitaminen zeigen. Das Aufwachsen auf dem Bauernhof kann eindeutig mit einem geringeren Risiko für Allergien einhergehen, allerdings werden nur wenige Familien deswegen umziehen. Auch fernab vom Bauernhof ist es für dein Kind wichtig, dass es im Matsch spielen darf und du übermäßige Hygiene und vor allem Desinfektion möglichst vermeidest.

WENN DAS IMMUNSYSTEM GESTÄRKT WERDEN SOLL

Wohin man auch schaut, gibt es Tipps oder Produkte für »starke Abwehrkräfte« in Hülle und Fülle. Die Wahrheit ist jedoch: Das Immunsystem deines Kindes ist von Natur aus stark. Es sinnvoll zu unterstützen bedeutet in erster Linie, ihm eine gute Grundlage zum Arbeiten zu geben: einen allgemein gesunden Körper. Daher erfährst du auf den folgenden Seiten nicht (nur), wie du das Immunsystem, sondern insgesamt die Gesundheit deines Kindes stärken kannst.

5 Wie viel Unterstützung braucht das Immunsystem?

Schon wieder eine Schniefnase, noch mal Fieber, erneuter Husten – eine Infektsaison ist alles andere als entspannt. Auch – oder gerade – bei einem gesunden Immunsystem ist es aber normal, dass es viele ihm noch unbekannte Krankheitserreger erst einmal kennenlernen muss. Deshalb kommt es in den ersten Lebensjahren zu häufigen Infekten, wie du bereits ab Seite 15 erfahren hast. Das ist also an sich kein Zeichen von Schwäche und bedarf auch keiner Stärkung, außer der des elterlichen Durchhaltevermögens. Sollte das Immunsystem hingegen wirklich krank sein, wie bei einem angeborenen Immundefekt, dann braucht es unbedingt eine ärztliche Behandlung – ein »Immunbooster« hilft hier auf keinen Fall.

Bei dem vielen Kranksein ist es aber verständlich, dass du dir wünschst, es gäbe irgendetwas, das du tun kannst, damit dein Kind seltener krank wird und leidet, und du endlich wieder besser schläfst und dich weniger sorgst. Leider gibt es so ein Wundermittel nicht – außer vielleicht den nahenden Frühling, der weniger Infekte mit sich bringt. Denn erstens muss man dem Immunsystem gar nicht wirklich helfen und zweitens kann man es auch nur in einem sehr begrenzten Umfang. Das Immunsystem eines sonst gesunden Kindes ist bereits ohne dein Zutun stark und funktionsfähig – das sind sehr gute Nachrichten.

Mit Mitteln, die das Immunsystem stärken sollen, kannst du Infekte demnach in der Regel nicht verhindern. Du kannst das Immunsystem deines Kindes jedoch in eine gute Ausgangslage bringen, damit es für den nächsten Infekt bestmöglich gewappnet ist. Dies meint, es nicht zu schwächen, sondern ihm mit einem ganzheitlich gesunden Lebensstil gute Voraussetzungen zum Arbeiten zu geben. Dieser ist letztendlich nicht nur für das Immunsystem wichtig, sondern fördert die Gesundheit deines Kindes gleich in verschiedenen Bereichen auf einmal. Deinem Kind von Anfang an selbstwirksame Gewohnheiten mit auf den Weg zu geben, die es ein Leben lang begleiten, ist zudem sicherlich die nachhaltigste Option eines »Immunboosters«. Aus all diesen Gründen erfährst du auf den folgenden Seiten wichtige Aspekte einer gesunden Kindheit.

6 Wie sieht eine gesunde Kinderernährung aus?

Eine gesunde Ernährung ist essenziell für einen guten Start ins Leben. Auch das Immunsystem profitiert davon, wenn dein Kind ausgewogen und abwechslungsreich isst und alle wichtigen Nährstoffe zu sich nimmt. Wichtig ist es ebenso, gemeinsame Mahlzeiten zu etablieren und von Anfang an die Freude am Essen und damit ein gutes Verhältnis zu (gesunden) Lebensmitteln zu fördern. Die wichtigsten Grundlagen sind:

- ▶ **viel Vollkorn:** Greife bei Getreideprodukten am besten auf Vollkorn zurück, da hier viele Nähr- und Ballaststoffe enthalten sind.
- ▶ **viel Pflanzliches:** Pflanzliche Lebensmittel sollten im Speiseplan an erster Stelle stehen. Biete deinem Kind reichlich Obst und Gemüse an – je bunter der Teller, desto besser.
- ▶ **Hülsenfrüchte und Nüsse:** Hülsenfrüchte wie Linsen oder Bohnen sind unter anderem für eine pflanzliche Eisenzufuhr sehr wichtig. Nüsse sind ebenfalls tolle Nährstofflieferanten, dürfen aber in den ersten Lebensjahren nicht ganz, sondern nur als beispielsweise Mus gegeben werden.
- ▶ **Fermentiertes:** Probiotika in Form von Joghurt, Kimchi, Sauerkraut oder Tempeh darf dein Kind gerne regelmäßig verzehren.
- ▶ **tierische Lebensmittel in Maßen:** Milchprodukte, Fisch, Fleisch und Eier sollten nur in gemäßigtem Umfang auf dem Speiseplan stehen. Eine vegetarische oder rein pflanzliche Ernährung ist bei Kindern möglich. Wichtig ist, dass sie gut geplant und bedarfsdeckend ist, und dass eine – bei veganer Ernährung immer notwendige – Nährstoffsupplementation erfolgt.
- ▶ **wenig Zucker:** Ein hoher Zuckerkonsum kann unter anderem zu Übergewicht oder Karies führen. Daher solltest du Süßigkeiten, aber auch zuckerhaltige Fertiggerichte oder süße Getränke – zu denen auch Fruchtpüree in Trinkbeuteln, Säfte oder Smoothies zählen – nur in kleinen Mengen erlauben. Am besten trinkt dein Kind hauptsächlich Wasser oder ungesüßte Früchte- oder Kräutertees.

▶ **wenig Salz:** Dein Kind benötigt ab dem zweiten Lebensjahr jodiertes Speisesalz, allerdings nur in Maßen. Bei Kleinkindern sind maximal zwei Gramm am Tag empfohlen. Auf diese Höchstmenge kommt man schon mit ungefähr einem Laugengebäck (ohne sichtbares Salz darauf) und einer Scheibe Gouda. Allgemein enthalten vor allem Backwaren, Wurst, Käse oder Fertiggerichte viel Salz.

▶ **gesunde Fette:** Gesättigte und trans-Fettsäuren, wie sie in Butter, Wurst, Käse, Frittiertem oder vielen Fertigprodukten enthalten sind, sollte dein Kind ebenfalls möglichst zurückhaltend verzehren. Besser sind Fette in pflanzlichen Ölen oder Nüssen.

Vielleicht denkst du dir nun: »Das ist ja alles schön und gut, aber mein Kind will kein Gemüse!« Mache dir keine Sorgen: Es ist absolut typisch für Kleinkinder, dass sie zeitweise ein sehr wählerisches Essverhalten zeigen – ohne dass es zu einem Nährstoffmangel kommt! Sehr wahrscheinlich ist dein Kind kerngesund und du kannst abwarten, bis auch diese Phase vorübergeht. Biete deinem Kind weiterhin reichlich Gesundes an, aber zwinge es niemals zum Essen. Machst du dir ernsthafte Sorgen um das Essverhalten oder das Gedeihen deines Kindes, ist natürlich eine ärztliche Einschätzung wichtig.

Die Muttermilch macht's

Zu Beginn des Lebens besteht die optimale Ernährung aus ausschließlichem Stillen über mindestens vier Monate, danach begleitend während der Beikosteinführung. Muttermilch hat aufgrund ihrer einzigartigen Zusammensetzung etliche Vorteile gegenüber Säuglingsnahrung. Beispielsweise haben Babys, im Vergleich zu nichtgestillten, ein verringertes Risiko für Durchfallerkrankungen, Mittelohrentzündung oder späteres Übergewicht. Falls eine vollständige Ernährung mit Muttermilch nicht möglich ist, habe bitte kein schlechtes Gewissen. Teilstillen ist sehr wertvoll und auch Kinder, die ausschließlich Säuglingsnahrung erhalten, haben gute Voraussetzungen dafür, gesund aufzuwachsen.

7 Soll ich meinem Kind Nahrungsergänzungsmittel geben?

Vitamin-Booster, Immun-Smoothie oder Probiotika-Kur: Solltest du etwas zur Stärkung des Immunsystems suchen, lockt dich ein riesiges Angebot mit vielen Versprechungen. Außerdem wird Eltern allgemein häufig suggeriert, dass ihre Kinder unbedingt Vitaminpräparate bräuchten, um gesund zu bleiben. Das stimmt jedoch nur in wenigen und bestimmten Fällen, zu denen offizielle Empfehlungen existieren. Dazu gehören beispielsweise:

▶ **Vitamin K nach der Geburt:** Neugeborene erhalten zur Verhinderung von Blutungen durch einen Mangel üblicherweise Vitamin K zu den Vorsorgeuntersuchungen U1, U2 und U3.

▶ **Vitamin D in den ersten zwei Lebensjahren:** Insbesondere für gesunde Knochen ist es empfohlen, Kindern täglich Vitamin D bis zum zweiten erlebten Frühsommer zu geben. Bis zur Verwendung von fluoridhaltiger Zahnpasta sollte im Vitamin-D-Präparat auch Fluorid enthalten sein. Achte nach Beendigung der Vitamin-D-Gaben darauf, dass dein Kind viel im Freien spielt und sich zwischen April und September regelmäßig für kurze Zeit mit unbedecktem Kopf, Armen und Beinen in der Sonne aufhält – selbstverständlich ohne in die Gefahr eines Sonnenbrands zu kommen. Die ungezielte Gabe oder auch Bestimmung von Vitamin D werden nicht empfohlen. Vielmehr sollte im Zweifel zunächst eine ärztliche Beratung stattfinden und herausgefunden werden, ob mögliche Risikofaktoren vorliegen. Es gibt Hinweise darauf, dass die Einnahme von Vitamin D bei einem Mangel einen positiven Einfluss auf die Vorbeugung von akuten Atemwegsinfekten haben könnte. Die wissenschaftliche Datenlage ist aber noch nicht so gut, dass es offiziell empfohlen werden kann.[3]

▶ **bestimmte Ernährungsformen:** Kinder, die rein pflanzlich ernährt werden – oder manchmal auch bei vegetarischer Ernährung –, benötigen Vitamin B12 und gegebenenfalls andere Nahrungsergänzungsmittel.

▶ **chronische Erkrankungen oder andere Risikofaktoren:** Hier sind zuweilen Nahrungsergänzungsmittel notwendig, die immer ärztlich besprochen werden.

Solltest du den ernsthaften Verdacht eines Nährstoffmangels haben, ist es wichtig, diesem nachzugehen. Dafür reicht häufig schon eine ärztliche Untersuchung aus, manchmal ist eine Blutuntersuchung notwendig.

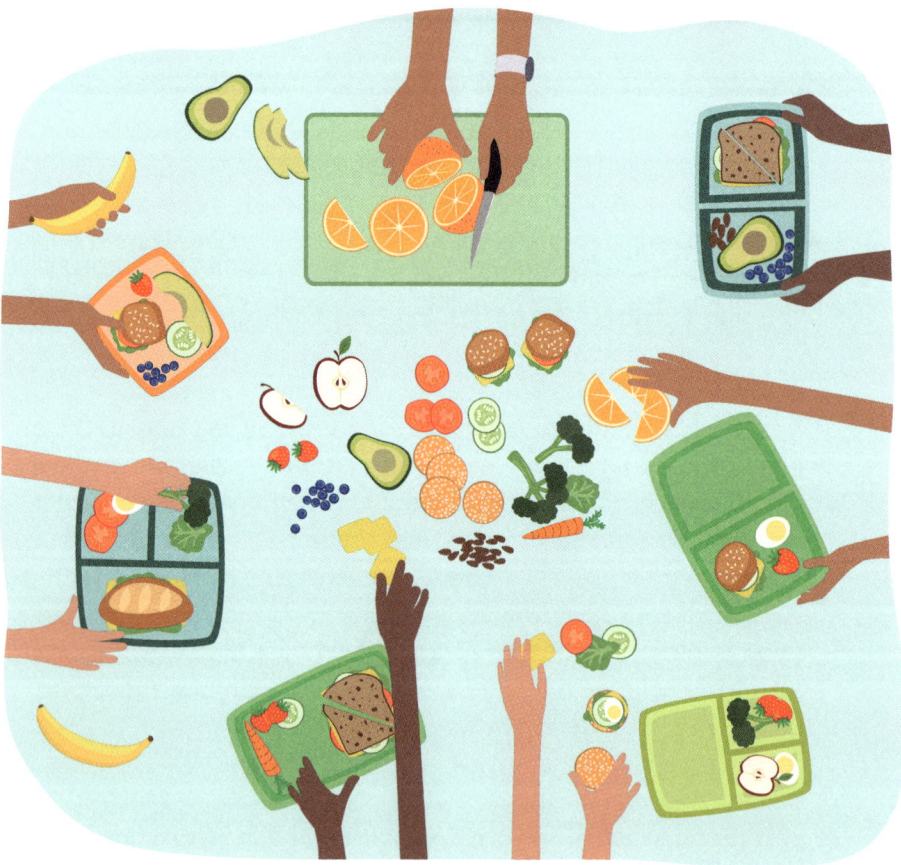

Eine ausgewogene und abwechslungsreiche Ernährung liefert alle notwendigen Nährstoffe und stärkt somit die Gesundheit und das Immunsystem.

Ansonsten gilt: Viel hilft nicht viel. Ohne einen Mangel benötigt dein Kind auch keine Vitamine und eine ungezielte Einnahme schützt es nicht davor, dass es krank wird. Nahrungsergänzungsmittel sind häufig überflüssig, teuer und vor allem überdosiert. So kann eine »blinde Einnahme« in manchen Fällen sogar schaden. Eine gesunde Ernährung, auch wenn sie im Kleinkindalter phasenweise einseitig erscheint, liefert dem Immunsystem deines Kindes im Normalfall ausreichend Vitamine, Probiotika und andere Nährstoffe, damit es gut arbeiten kann.

Wieviel Schlaf braucht mein Kind?

Wie sehr Schlaf das Leben beeinflusst, weiß man spätestens nach einer schlaflosen Nacht ganz genau. Schlafmangel hat einen immensen Einfluss auf nahezu jeden Lebensbereich, sogar das Immunsystem kann dadurch geschwächt werden. Es gibt eindeutige Hinweise darauf, dass sich eine ausreichende Schlafdauer positiv auf die Lebensqualität, die körperliche und mentale Gesundheit auswirkt, und für Kinder von großer Bedeutung ist. Da bei Babys und Kleinkindern im Schlaf besonders wichtige Arbeit für die Hirnentwicklung geleistet wird, benötigen sie deutlich mehr davon als ältere Kinder und Erwachsene. So sehen offizielle Empfehlungen zum kindlichen Schlaf aus:[4,5]

Gesamtschlafdauer in 24 Stunden	Alter
12 bis 16 Stunden	4 bis 11 Monate
11 bis 14 Stunden	1 bis 2 Jahre
10 bis 13 Stunden	3 bis 5 Jahre
9 bis 12 Stunden	6 bis 12 Jahre

Doch nicht nur die Quantität, auch die Qualität des Schlafes ist wichtig. Sorge zum Beispiel dafür, dass dein Kind kurz vor dem Schlafengehen keine Bildschirmmedien mehr nutzt. Das Schlafzimmer sollte gut gelüftet sein, optimalerweise eine Temperatur von 16 bis 18 Grad Celsius haben, ausreichend abgedunkelt und vor störenden Geräuschen geschützt sein. In Frage 9 ab Seite 28 findest du Tipps für Entspannungstechniken, die auch beim Einschlafen helfen können.

Es ist wie immer wichtig zu betonen, dass jedes Kind anders ist und die obigen Angaben lediglich richtungsweisend sind. Es gibt schon ab dem Säuglingsalter Kurz- und Langschläfer, Früh- und Spätaufsteher. Achte auf die Bedürfnisse deines Kindes und seine Müdigkeitsanzeichen. Solange es sich normal entwickelt und tagsüber keine Einschränkungen hat, ist es nicht schlimm, wenn es etwas weniger schläft als empfohlen. Und genauso wenig sollte ein Kind, das mehr schläft, zur Verkürzung der Schlafdauer regelmäßig geweckt werden.

9 Wie kann ich meinem Kind dabei helfen, sich zu entspannen?

Chronischer Stress hat zahlreiche negative Auswirkungen auf die Gesundheit von Kindern und kann sogar zur Unterdrückung der Immunabwehr führen. Umso wichtiger ist es, das psychische Wohlbefinden deines Kindes zu fördern. Sorge in eurem Tag für ausreichend Ruhephasen. Diese können je nach Kind ganz verschieden aussehen – vielleicht möchte es ein Hörbuch oder Musik hören, mit dir kuscheln, allein sein oder etwas vorgelesen bekommen. Natürlich sind Ausflüge, Spielen mit vielen Kindern oder eine Geburtstagsfeier mit einer Menge Freude verbunden und ein wichtiger Teil der Kindheit. Dennoch kann positive Aufregung auch anstrengend für dein Kind sein, und zu viele Termine oder Anforderungen zu stressig. Schaue, was deinem Kind Freude macht und guttut, und welche Unternehmungen vielleicht weniger wichtig sind. Auch ein Tag in der Kita ist meist schön für dein Kind, aber gleichzeitig mit vielen Eindrücken, Lernerfahrungen und Interaktionen verbunden, die kräftezehrend sind. Danach benötigt es, wenn möglich, erst einmal Ruhe – genauso, wie du dir nach einem langen Arbeitstag Entspannung wünschst.

Mythos ## ENTSPANNUNG VOR DEM FERNSEHER

Als Erwachsene*r möchte man nach einem anstrengenden Tag einfach mal ein bisschen vor dem Fernseher entspannen. So weit, so gut. Tatsächlich ist die Beschäftigung mit dem TV, Tablet oder Smartphone weder für dich noch für dein Kind immer gleichbedeutend mit Stressabbau. In gewissen Fällen mag eine kurze Lieblingssendung hilfreich sein. Aber wenn dein Kind ohnehin schon viel am Tag erlebt hat und unruhig ist, führen weitere Eindrücke durch schnell wechselnde bunte Farben, Stimmen und Geschichten oft zu allem anderen als zur ersehnten Auszeit. Deshalb kann es besser sein, zumindest vor der Fernsehsendung eine ruhige Kuschelpause ohne Hintergrundgeräusche einzulegen oder eine alternative Beschäftigung zu finden, wie ein Buch vorzulesen. Obwohl ein Übermaß an Bildschirmzeit auch negative Auswirkungen auf den Schlaf, die motorische, kognitive oder sprachliche Entwicklung oder Übergewicht haben kann, sind Bildschirmmedien dennoch aus den meisten Haushalten nicht völlig wegzudenken. Umso wichtiger sind die sorgfältige und gezielte Auswahl der Inhalte sowie klare Regeln bezüglich der Dauer. Kinder sollten sich in den ersten drei Jahren möglichst gar nicht vor Bildschirmen aufhalten, Drei- bis Fünfjährige höchstens 30 Minuten am Tag, Sechs- bis Zehnjährige maximal 45 bis 60 Minuten am Tag. Ausnahmen darf es natürlich geben.

Vielleicht hast du bereits herausgefunden, wie sich dein Kind am besten entspannen kann. Hier sind noch ein paar Tipps zum Ausprobieren:

▶ **Bodyscan oder Körperreise:** Dein Kind legt sich mit geschlossenen Augen gemütlich hin und du lenkst seine Aufmerksamkeit erzählend nacheinander auf alle Körperteile – beispielsweise von Kopf bis Fuß – und hilfst ihm damit, diese wahrzunehmen und bestenfalls zu entspannen. Vielleicht besucht auch ein kleiner Kobold, eine Fee oder ein anderes Wesen oder Tier, das dein Kind mag (und dem es vertraut), jedes Körperteil. »Nun sitzt der Kobold auf deiner Nase und fühlt, wie die Luft ein- und ausströmt. Jetzt läuft er zu deinem Arm – kannst du ihn ganz schwer werden lassen?«

▶ **Fantasiereise:** Mithilfe deiner Erzählung stellt dein Kind sich in Gedanken vor, wie es beispielsweise eine Sandburg am Strand baut oder in eine Unterwasserwelt taucht. Du kannst dir die Fantasiereise ausdenken, es gibt sie aber auch zum Vorlesen oder Anhören im Internet.

▶ **Atemübungen:** Dein Kind legt die Hand auf seinen Bauch oder seine Brust und fühlt, wie sich diese während der Atemzüge bewegen. Das begleitest du: »Der Bauch pustet sich auf wie ein Luftballon, dann wird er wieder klein.« Möglicherweise leitest du dein Kind damit nach und nach dazu an, seine Atemzüge ruhiger oder tiefer werden zu lassen.

▶ **Dankbarkeit:** Gehe mit deinem Kind euren Tag durch und lasse dir erzählen, was alles passiert ist. Wenn es noch klein ist, kannst du es ihm auch erzählen. So kann dein Kind das Erlebte verarbeiten und dabei überlegen, was am allerschönsten am Tag war.

▶ **Massage:** Berührung ist ein wahres Wundermittel. Schon von klein auf kann eine Fußmassage, vielleicht mit einem milden Lavendelöl, entspannen und auch beim Einschlafen helfen.

Du kannst probieren, den ein oder anderen Entspannungstipp im Rahmen von Ruhephasen oder vor dem Einschlafen fest zu etablieren, denn kaum etwas ist so hilfreich für Kinder wie Rituale.

10 Wie viel soll sich mein Kind bewegen?

Bewegung kann sich bei deinem Kind positiv auf die psychische Gesundheit, das Herz-Kreislauf-System, den Stoffwechsel, die motorische und kognitive Entwicklung, die Fitness und das Risiko für Übergewicht auswirken. Sogar das Immunsystem wird von Sport angeregt. Außerdem kann es durch die erhöhte Durchblutung womöglich besser arbeiten. Wichtig ist für den positiven Effekt von Bewegung auf das Immunsystem, dass sich dein Kind nicht völlig verausgabt oder sich nach dem Sport verschwitzt verkühlt, denn das kann wiederum das Infektrisiko erhöhen.

Am empfehlenswertesten ist Bewegung an der frischen Luft. Dort erhält dein Kind nicht nur mehr Sauerstoff, sondern kann zwischen April und Oktober mithilfe der Sonneneinstrahlung Vitamin D bilden. Außerdem schläft es danach womöglich besser. Die WHO *(World Health Organization oder Weltgesundheitsorganisation)* empfiehlt als tägliche Bewegungsdauer:[6,7]

Alter	Bewegung pro Tag (mindestens)	zu beachten
unter 1 Jahr	30 Minuten	je nach Entwicklungsphase Bauchlage, Robben oder Krabbeln
1 bis 2 Jahre	3 Stunden	einschließlich mäßige bis sehr anstrengender Bewegung
3 bis 4 Jahre	3 Stunden	einschließlich mindestens 1 Stunde mäßige bis sehr anstrengender Bewegung
5 bis 17 Jahre	1 Stunde (mäßig bis sehr anstrengend)	3-mal pro Woche richtig ins Schwitzen kommen

Bereits deinem Baby solltest du mehrmals am Tag die Möglichkeit geben, je nach Entwicklungsphase mindestens 30 Minuten seiner wachen Zeit in Bauchlage zu verbringen, zu robben oder zu krabbeln. Wird dein Kind älter, aktiver und eigenständiger, ist es wichtig, ihm ausreichend Anreize zur Bewegung zu geben, aber auch genug Zeit und Raum, damit es spielerisch und zunächst unstrukturiert Erfahrungen sammeln kann. Gemeinsame Bewegung mit anderen Kindern ist genauso wichtig wie eine gewisse Vielfältigkeit. Egal ob mit Musik, Alltagsmaterialien oder Spielsachen – Hauptsache, sie wird abwechslungsreich und regelmäßig in den Alltag eingebaut. Dazu gehört es schon im Kindesalter, Wege nicht nur sitzend zurückzulegen, sondern auch zu Fuß, mit dem Lauf- oder Fahrrad.

11 Welche Auswirkung hat das Rauchen auf die Gesundheit meines Kindes?

Rauchen hat auf den erwachsenen Menschen etliche gesundheitsgefährdende Auswirkungen. So ist es kaum verwunderlich, dass Passivrauchen auch für den gerade heranwachsenden kindlichen Körper Risiken birgt. Diese sind unter anderem folgende:

- ▶ erhöhtes Risiko für einen plötzlichen Kindstod
- ▶ häufiger Mittelohrentzündungen
- ▶ häufiger Husten, Kurzatmigkeit, pfeifende Atemgeräusche
- ▶ häufiger Lungenentzündungen oder Bronchitis
- ▶ häufiges Asthma
- ▶ häufiger Allergien
- ▶ möglicherweise erhöhtes Krebsrisiko

Deshalb: Kein Rauchen in der Schwangerschaft und kein Rauchen in Innenräumen, in denen sich dein Kind aufhält, einschließlich des Autos. Das gilt für alle Personen, egal ob Mutter, Vater, Onkel oder Großmutter – und auch für Räume, in denen sich dein Kind nicht aktuell, aber sonst regelmäßig aufhält. Die Schadstoffe, die beim Rauchen entstehen, setzen sich in Teppichen, Wänden oder Vorhängen fest und sind noch lange nach der letzten Zigarette für dein Kind gefährlich. Auch wenn jemand draußen auf dem Balkon oder vor der Tür raucht, können Schadstoffe über die Haut, die Haare oder die Kleidung in die Wohnung gelangen oder durch Kuscheln direkt weitergegeben werden. Deshalb ist Pas-

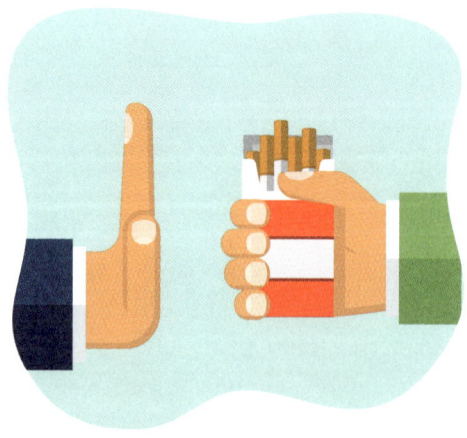

Mit einem Rauchstopp schützt du sowohl deine eigene Gesundheit als auch die deines Kindes.

sivrauch auch bei Raucherhaushalten, in denen nur im Freien geraucht wird, ein Risikofaktor für die Gesundheit des Kindes. Es gilt die Faustregel: Immer, wenn man Tabakrauch riechen kann, ist von einer möglichen Gesundheitsgefahr auszugehen. Auch der Rauch von Wasserpfeifen und E-Zigaretten enthält schädliche Inhaltsstoffe, die zu Atemwegsproblemen führen können. Langzeitfolgen sind noch nicht ausreichend erforscht.

Solltest du oder dein*e Partner*in rauchen, ist es für dein Kind am besten, wenn ihr ganz aufhört. Jede Zigarette weniger kann ein wichtiger Schritt in diese Richtung sein. Deine Gesundheit und die deines Kindes, einschließlich seines Immunsystems, werden dir den Rauchstopp danken. Es gibt ein kostenloses Online-Ausstiegsprogramm der Bundeszentrale für gesundheitliche Aufklärung (BZgA). Auch in deiner Arztpraxis oder bei deiner Krankenkasse kannst du dich über eine Unterstützung bei der Rauchentwöhnung informieren.

12 Wie helfen Impfungen dem Immunsystem?

Das Immunsystem deines Kindes bekämpft die meisten Eindringlinge sehr erfolgreich. Es gibt jedoch einige Bakterien und Viren, die besonders schnell und stark sind und dein Kind trotz gut funktionierendem Immunsystem schwer erkranken lassen können. Wie du bereits in Frage 1 ab Seite 14 erfahren hast, ist das Immunsystem lernfähig. Seine Gedächtnisfunktion macht man sich bei Impfungen gegen gewisse gefährliche Erreger zunutze, indem sie dem Immunsystem abgeschwächte oder abgetötete Viren oder Bakterien oder ihre Bestandteile »präsentieren«. So kann es sich in Ruhe und ohne, dass währenddessen eine akute Gefahr für den Körper besteht, gegen den Erreger rüsten. Kommt es dann tatsächlich zu einer Ansteckung, erkrankt dein Kind deutlich seltener, weniger schwer oder gar nicht mehr, wie es beispielsweise nach einer zweifachen Impfung gegen Masern zu 98 bis 99 Prozent der Fall ist.[8]

Durch eine Impfung setzt sich das Immunsystem aktiv mit den Viren oder Bakterien auseinander und bildet spezialisierte Zellen und Antikörper – ähnlich wie nach einer Infektion. Daher entspricht die verbreite-te Behauptung, das kindliche Immunsystem werde »faul«, weil es durch Impfungen gar nichts mehr selbst tun müsse, nicht der Wahrheit. Der we-sentliche Unterschied und damit Vorteil der Impfung ist jedoch, dass mög-liche Gefahren, die mit einer Infektion einhergehen, umgangen werden. Auch bei einer Impfung kann es in seltenen Fällen Komplikationen geben, jedoch spricht das Nutzen-Risiko-Verhältnis eindeutig für die Impfungen. Wer trotzdem noch besorgt ist, dass sein Kind nun »gegen fast alles« ge-impft werde und keine Infekte mehr selbst durchmache: Es gibt noch et-liche andere Erreger – allein über 200 Erkältungsviren –, mit denen das Immunsystem üben und lernen wird.

Für Kinder, die wegen einer Vorerkrankung immungeschwächt sind, sind bestimmte Impfungen zur Unterstützung und Vorbereitung des Immunsystems besonders wichtig, da sie einen Schutz gegen Infektio-nen aufbauen, die für sie sonst sehr gefährlich werden würden. In man-

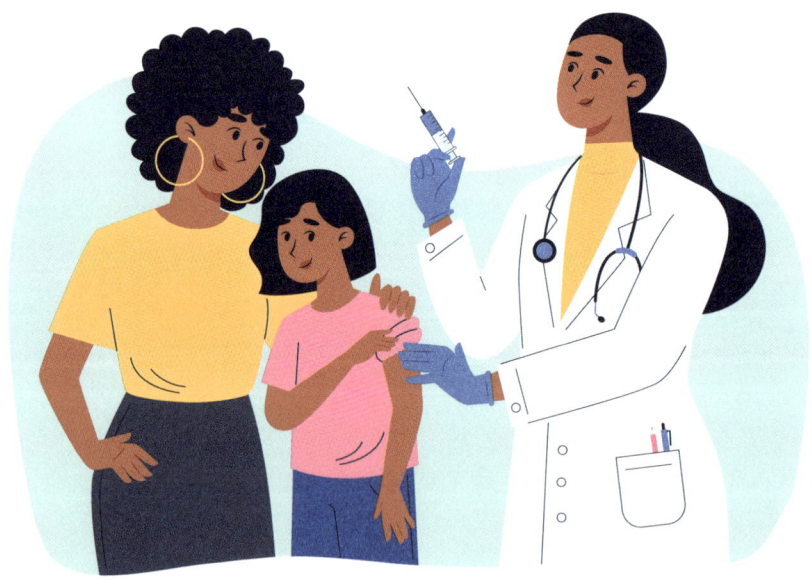

Impfungen bereiten das Immunsystem auf besonders fiese Krank-heitserreger vor und schützen so die Gesundheit deines Kindes.

chen Fällen darf ein immungeschwächtes Kind (zeitweise) nicht geimpft werden, dann wird es wiederum durch den Gemeinschaftsschutz abgeschirmt. Dieser entsteht, wenn ausreichend viele Menschen der Bevölkerung gegen eine Erkrankung geimpft sind.

Aus all diesen Gründen sind Impfungen wichtig, wenn es darum geht, das Immunsystem deines Kindes zu stärken und seine Gesundheit zu schützen. Sie können dabei helfen, dass dein Kind seltener und vor allem weniger schwer krank wird. Die offiziellen Impfempfehlungen werden in Deutschland von der Ständigen Impfkommission (STIKO) herausgegeben, die du stets in der aktuellen Fassung auf der Website des Robert Koch-Instituts findest.

 Mythos

IMPFUNGEN SCHWÄCHEN DAS IMMUNSYSTEM

Das Immunsystem wird durch eine Impfung – entgegen manchen Behauptungen – nicht geschwächt. Es ist unvorstellbar kompetent und kommt mit einer Impfung sehr gut zurecht, sodass es mögliche nahende Erkältungsviren auch gleichzeitig gut bekämpfen kann. Unwohlsein oder Fieber nach einer Impfung sind im Rahmen der Impfreaktion häufig, aber harmlos und haben nichts mit einer erhöhten Infektanfälligkeit zu tun. Nach einer Maserninfektion hingegen kommt es zu einer nachgewiesenen und langanhaltenden Schwächung des Immunsystems. Die Impfung schützt auch vor dieser Komplikation.

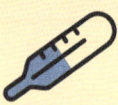

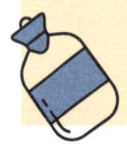

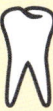
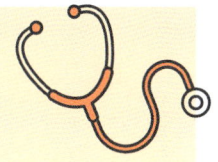

FIEBER

HILFREICH STATT GEFÄHRLICH

Wenn dein Kind glüht, heißt es für dich am besten, einen kühlen Kopf zu bewahren. Das ist aber gar nicht so einfach, wenn es mit glasigen Augen und heißer Stirn erschöpft im Bett liegt. So beunruhigend Fieber auch sein kann, so wichtig ist doch seine Funktion. Wie du deinem Kind am besten hilfst, ab wann es gefährlich werden kann und warum ein Fieberkrampf meist viel harmloser ist als er aussieht – all das erfährst du in diesem Kapitel.

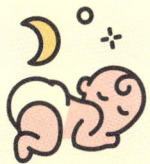

WENN SICH DER KÖRPER WEHRT

»Hallo Infekt, es wird Zeit, dass du wieder gehst!« Dringen Krankheitserreger in den kindlichen Körper ein, werden sie in den ersten Lebensjahren häufig mit Fieber »begrüßt« – und damit im besten Fall auch direkt wieder verabschiedet. Es sorgt nämlich dafür, dass das Immunsystem besser arbeiten und dein Kind schneller wieder gesund werden kann. Auf den folgenden Seiten erfährst du mehr über die Ursachen, den Nutzen und die möglichen Gefahren von Fieber.

13 Ab wann und warum hat mein Kind Fieber?

Die normale Körpertemperatur von Kindern beträgt 36,5 bis 37,5 Grad Celsius. Sie kann im Tagesverlauf schwanken: Abends ist sie meist etwas höher als morgens. Auch Sport, heißes Wetter, dicke Kleidung oder Zahnen können zu einem wärmeren Körper führen, nicht aber zu Fieber. Von Fieber spricht man ab 38,5 Grad Celsius, bei Babys in den ersten drei Lebensmonaten schon ab 38,0 Grad Celsius.

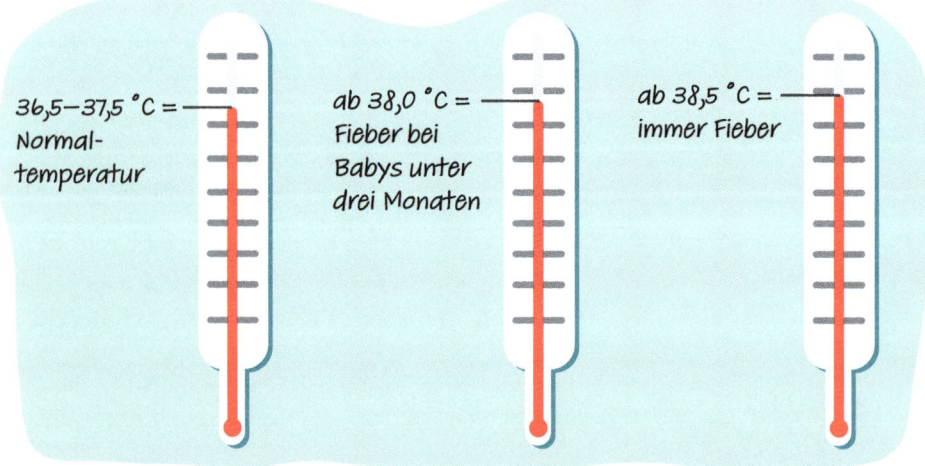

36,5–37,5 °C = Normaltemperatur

ab 38,0 °C = Fieber bei Babys unter drei Monaten

ab 38,5 °C = immer Fieber

Es ist wichtig für dich zu wissen, ab welcher Körpertemperatur bei deinem Kind Fieber besteht.

Fieber an sich ist in den allermeisten Fällen keine Krankheit, sondern deren Symptom. Es ist ein Signal des Körpers (»Ich bin krank, schau mich genauer an!«), das darauf hinweist, dass sich dein Kind mit einem Krankheitserreger, zum Beispiel einem Erkältungsvirus, angesteckt hat, und das zeigt, dass das Immunsystem fleißig daran arbeitet, diesen zu bekämpfen. Erfährt der »Temperaturregler« im Gehirn vom Eindringling, veranlasst er, dass die Körpertemperatur steigt. Das so entstehende Fieber aktiviert eine Reihe verschiedener körpereigener Abwehrkräfte, sodass das Immunsystem schneller arbeiten kann. Außerdem können sich krankmachende Keime nicht mehr so gut vermehren. Ganz schön clever, so ein menschlicher Körper!

Die Ursache für Fieber ist bei Kindern in den meisten Fällen eine Virusinfektion. Schon bei harmlosen Erkältungen mit Schnupfen oder Husten kommt es bei Kindern typischerweise noch viel häufiger zu (hohem) Fieber als bei Erwachsenen. Manchmal ist auch ein Magen-Darm-Infekt, eine Bronchitis, Mittelohr-, Lungen-, Mandel-, Blinddarm- oder Nierenbeckenentzündung für das Fieber verantwortlich. Besonders schwere Erkrankungen wie eine Blutvergiftung, Entzündungen der Hirnhaut oder des Knochens können ebenfalls ursächlich sein, kommen aber glücklicherweise deutlich seltener vor.

Wenn dein Kind zusätzlich zum Fieber offensichtliche weitere Krankheitsanzeichen wie Erbrechen, Schmerzen oder Husten zeigt, erklärt sich in vielen Fällen von selbst, woher das Fieber kommt, und man kann gezielt darauf reagieren. Anders ist es, wenn dein Kind ausschließlich fiebert: Hier sollte die Fieberursache normalerweise zur Sicherheit durch eine ärztliche Vorstellung geklärt werden – je jünger das Kind, desto schneller.

Fieber kann außerdem eine Reaktion auf eine Impfung sein: Nach Totimpfungen wie der Sechsfach-, Pneumokokken- oder Meningokokken-Impfung kann dein Kind innerhalb der darauffolgenden drei Tage Fieber entwickeln, bei Lebendimpfungen wie der Masern-Mumps-Röteln- oder Windpocken-Impfung etwas verzögert nach ein bis zwei Wochen.

Auch ein Hitzschlag kann zu Fieber führen. Sollte Fieber chronisch oder immer wiederkehrend auftreten, kommen zusätzlich andere Ursachen in Betracht, die ärztlich abgeklärt werden müssen.

14 Woran erkenne ich, dass mein Kind fiebert?

Bei einem fiebernden Kind fällt oft als Erstes auf, dass sich seine Haut heiß anfühlt. Wahrscheinlich legst du dafür instinktiv die Hand auf die Stirn oder die Wangen. Etwas empfehlenswertere Prüfstellen – vor allem bei Babys – sind der Nacken oder Rücken.

Der Körper fühlt sich bei Fieber oft nicht überall oder sofort warm an: Im Fieberanstieg liegt die Körpertemperatur noch unter der Fiebertemperatur, die im Gehirn als Zielwert vorgegeben wird. Deshalb kann dein Kind zu diesem Zeitpunkt frieren. Um weniger Wärme über die Gliedmaßen zu verlieren, ziehen sich die Gefäße dort zusammen. Dadurch werden die Hände oder auch Lippen kalt und manchmal leicht bläulich. Dein Kind kann Gänsehaut bekommen und stark zittern. Dies ist unbedingt vom Fieberkrampf zu unterscheiden, über den du ab Seite 56 mehr erfährst. Beim Fieberabfall, wenn der »Temperaturregler« im Gehirn sich wieder auf ungefähr 37 Grad Celsius stellt, der Körper aber noch bei beispielsweise 40 Grad Celsius ist, ist deinem Kind zu warm: Es hat ein gerötetes Gesicht und schwitzt, um Wärme abgeben zu können. Weitere Symptome bei Fieber können sein:

- ▶ Müdigkeit und Abgeschlagenheit
- ▶ Kopfschmerzen
- ▶ wenig Appetit
- ▶ Durst
- ▶ Gliederschmerzen
- ▶ glasige Augen
- ▶ ein schneller Herzschlag und Atem
- ▶ vermehrtes Weinen oder Quengeln
- ▶ Blässe

Es gibt auch fiebernde Kinder, die gar nicht wirklich krank aussehen oder sogar recht munter sind. Das ist wie so häufig sehr individuell. Zeigt dein Kind jegliche Anzeichen für Fieber, ist es für gewöhnlich sinnvoll, die Temperatur zu messen. Hierzu erfährst du ab Seite 43 mehr.

15 Ab wann ist Fieber gefährlich?

»Ab 40 Grad Celsius wird's gefährlich!« Einen Satz wie diesen hast du sicher schon einmal gehört. Kein Wunder, denn hohes Fieber kann ganz schön Angst machen: Wenn das Kind glüht, wachsen die Sorgen mit jedem steigenden Grad auf dem Thermometer mehr. Nun die beruhigende Wahrheit: Tatsächlich ist Fieber an sich so gut wie niemals gefährlich, vor allem nicht bei sonst gesunden Kindern, die im Rahmen eines Infekts fiebern. Der Körper setzt es für sich ein, um besser gegen Krankheitserreger kämpfen zu können. Um sich damit nicht selbst zu schaden, schützt er sich bei Fieber mit sogenannten Hitzeschockproteinen vor möglichen schädlichen Einflüssen der Temperaturzunahme und reguliert Letztere so, dass erst gar keine bedrohlichen Hitzebereiche erreicht werden. »Immer weiter steigen«, wie oft befürchtet, kann Fieber also normalerweise nicht. Anders sieht dies aus, wenn die erhöhten Temperaturen durch äußere Wärmeeinwirkungen wie bei einem Hitzschlag zustande kommen.

Es ist ebenfalls ein Mythos, dass man das Fieber nicht zu sehr steigen lassen dürfe, weil es sonst zu einem Fieberkrampf komme: Die hohe Temperatur ist nicht (allein) der Grund für ein solches Ereignis und man kann einen Fieberkrampf durch Medikamente nicht zuverlässig verhindern. Ein Fieberkrampf ist darüber hinaus – so schrecklich er in dem Augenblick auch aussehen mag – in den allermeisten Fällen harmlos, wie du ab Seite 56 nachlesen kannst.

Mythos **FIEBER IST GEFÄHRLICH**

Das stimmt so nicht, denn durch die erhöhte Temperatur werden Infekte bekämpft und gleichzeitig kann sich der Körper selbst vor der Hitze schützen. Fieber ist also eigentlich ein Zeichen für ein funktionierendes Immunsystem.

Während also Fieber selbst nicht gefährlich ist, kann es in manchen Fällen die verursachende Erkrankung durchaus sein. Vor allem bakterielle Infektionen wie eine Hirnhautentzündung oder Blutvergiftung erfordern deshalb eine zeitgerechte und ursächliche Behandlung. Wie du eher harmlose Krankheiten mit hohem Fieber von möglicherweise bedrohlichen unterscheiden kannst, und wann du auf jeden Fall ärztliche Hilfe aufsuchen solltest, erfährst du ab Seite 54.

Fieber kann außerdem für den Körper anstrengend werden: Er verbraucht viel Energie, das Herz-Kreislauf-System wird stark beansprucht, das Kind schwitzt und verliert damit Flüssigkeit. All das ist bei sonst gesunden Kindern normalerweise kein Problem, macht es aber so wichtig, dass du für eine ausreichende Trinkmenge und körperliche Ruhe sorgst. Und noch einmal, denn man kann es gar nicht oft genug sagen: Hohes Fieber kommt bei Kindern häufig vor und ist nicht gefährlich.

16 Kann mein Kind vom Zahnen Fieber bekommen?

Dass Zahnen Fieber verursacht, ist ein hartnäckiger Mythos. Dein Kind entwickelt möglicherweise erhöhte Temperaturen bis maximal 38 Grad Celsius, da sie den Zahndurchbruch erleichtern. Zu Fieber kommt es jedoch nicht und es besteht nachgewiesenermaßen auch kein ursächlicher Zusammenhang zwischen Zahnen und Fieber.

Stattdessen wird das Kind in der zweiten Hälfte des ersten Lebensjahres, in der das Zahnen meist beginnt, deutlich aktiver und neugieriger. Es fasst alles Mögliche an, lutscht, leckt und kaut daran. So kommt es mit vielen Erregern in Kontakt. Zusätzlich nimmt in dieser Zeit auch der Nestschutz allmählich ab. Daher entwickeln Babys ab sechs Monaten zunehmend Infekte, die auch mit Fieber einhergehen können. Fällt einer davon mit einem Zahndurchbruch zusammen, von denen es ja einige gibt, hat es den Anschein, dass das Zahnen das Fieber verursacht. Das Gleiche gilt übrigens auch für Durchfall, der infektbedingt ab sechs Monaten vermehrt auftreten kann, aber nichts mit den Zähnen zu tun hat.

Zähne bekommen ist also keine Krankheit und verursacht auch keine Krankheit. Wenn ein Kind und vor allem wenn ein Baby fiebert, kann und sollte es nicht mit Zahnen begründet werden. Stattdessen sollte der tatsächlichen Fieberursache auf den Grund gegangen werden und diese entsprechend behandelt werden. Wie du deinem Kind das Zahnen erleichtern kannst, erfährst du ab Seite 84.

WENN DER KOPF GLÜHT

Dein Kind hat glasige Augen und ein heißes Gesicht – nun kann es sinnvoll sein, die Temperatur zu messen. Was es dabei zu beachten gibt, wie du deinem Kind bei Fieber helfen kannst, und wie genau ein Medikamentensaft oder -zäpfchen verabreicht wird, erfährst du auf den folgenden Seiten.

17 Wie und wo messe ich Fieber?

Prüfend deine Hand auf die Stirn oder Wangen deines Kindes zu legen ist oft der erste Schritt, um die Körpertemperatur einzuschätzen. Sicher feststellen lässt sie sich jedoch nur mit einem Fieberthermometer. Die genaueste Messmethode, die für mindestens das erste Lebensjahr empfohlen ist, ist die rektale, also im Po. Dafür liegt dein Kind in einer möglichst entspannten Position, zum Beispiel auf dem Rücken, auf der Seite oder bäuchlings auf deinem Schoß. Du fettest die Spitze eines digitalen Thermometers mit ein wenig Salbe ein, damit sie besser gleitet und führst sie vorsichtig ein bis zwei Zentimeter weit in den After ein – die silberne Spitze darf nicht mehr zu sehen sein. Sollte ein Widerstand zu spüren sein, solltest du sofort stoppen. Ein Thermometer mit einer flexiblen Spitze kann mit einer geringeren Verletzungsgefahr einhergehen und für dein Kind etwas angenehmer sein. Du wartest nun, bis ein Signal ertönt, was ungefähr eine Minute dauern kann. Bitte halte die Beinchen deines Kindes dabei fest und schaue, dass es sich allgemein möglichst nicht bewegt, weil es sich sonst verletzen könnte. Während dieser Zeit kannst du beruhigend mit ihm sprechen oder es mit einem Spielzeug ablenken. Nach dem entsprechenden Signal kannst du das Thermometer herausziehen und die Temperatur ablesen.

Je älter Kinder werden, desto weniger tolerieren sie oft die rektale Messung. Dann ist ein Ohrthermometer praktisch. Es ist bei sorgfältiger Beachtung der Geräteanweisung relativ genau, zeigt aber trotzdem meist 0,3 bis 0,5 Grad Celsius weniger an als bei der rektalen Messung. Das Thermometer misst mittels eines Infrarotstrahls die abgegebene Wärme am Trommelfell. Der Gehörgang ist etwas gebogen, was du durch ein leichtes Ziehen am Ohr nach hinten und oben ausgleichen kannst. Beachte, dass durch Zugluft oder Ohrenschmalz zu niedrige Temperaturen gemessen werden können, oder zu hohe, wenn das Ohr warm ist, weil dein Kind kurz zuvor darauf gelegen hat. Um zu wissen, ob du die richtige Technik anwendest, kannst du die ersten Male die Temperatur im Ohr und zum Vergleich im Po messen. Wenn die Ergebnisse ähnlich ausfallen, kann man davon ausgehen, dass die Messung zuverlässig gelingt. Bei Babys sind die Gehörgänge meist zu eng, sodass ein Ohrthermometer nicht genau genug messen kann. Beachte außerdem, dass die Messung deinem Kind wehtun kann, wenn es Ohrenschmerzen hat, zum Beispiel bei einer Mittelohrentzündung.

Die Körpertemperatur lässt sich auch mit einem digitalen Thermometer unter der Zunge messen, hierfür muss das Kind aber seinen Mund zuverlässig schließen und durch die Nase atmen können. Außerdem muss es die Zunge stillhalten. Daher ist die Methode meist erst ab dem (Vor-)Schulalter möglich. Kurz zuvor verzehrte warme Speisen oder kalte Getränke können die Messung ebenfalls verfälschen. Thermometer, die über die Haut der Stirn oder Schläfe messen, können von Vorteil sein, wenn man das schlafende Kind nicht wecken will. Die Messung ist oft nicht ganz genau und kann durch beispielsweise Schweiß auf der Haut verfälscht werden. Die Temperaturbestimmung unter der Achsel eignet sich nur für Kinder, die schon gut mitmachen können. Sie ist außerdem die ungenaueste Methode.

Es lohnt sich häufig, ein Protokoll über die gemessenen Temperaturen und die möglicherweise gegebenen Medikamente zu führen. So hat man den Verlauf und die Fieberspitzen gut im Blick, was auch beim Arztbesuch hilfreich sein kann.

18 Wie kann ich meinem Kind bei Fieber helfen?

Wenn dein Kind fiebert, leidet es oft ziemlich – und du wahrscheinlich mit ihm. Aber keine Sorge, es gibt einiges, was du tun kannst, damit es sich besser fühlt.

Da Fiebern und Kranksein anstrengend werden können, sind viel Ruhe und Schlaf wichtig, um Kräfte zu sammeln. Das wissen Kinder oft intuitiv und legen sich ganz von allein ins Bett. Zur Ruhe gehört auch, dass sie vor Reizen wie hellem Licht oder lauten Geräuschen einigermaßen abgeschirmt sind. Manchmal möchten sie nicht ins Bett und müssen dazu natürlich auch nicht gezwungen werden. Schaue aber, dass dein Kind eher etwas Ruhiges spielt und sich nicht überschätzt oder überanstrengt.

Gegen einen entspannten Spaziergang an der frischen Luft spricht in der Regel nichts. Große Temperaturunterschiede, also mit deinem gerade hoch fiebernden Kind in die Winterkälte hinauszugehen, solltest du jedoch vermeiden. Da ein Kind mit Fieber meist ansteckend und nicht fit genug ist, sollte es die Kita erst wieder besuchen, wenn es mindestens 24 bis 48 Stunden lang fieberfrei war.

Da dein Kind durch das Schwitzen bei Fieber viel Flüssigkeit verliert, ist es wichtig, ihm regelmäßig etwas zu trinken anzubieten. Vielleicht macht ein bunter Strohhalm oder das sonst selten erlaubte Lieblingsgetränk dies etwas attraktiver. Etwas Kühles ist bei Fieber oft sehr angenehm. Viele Kinder haben keinen Appetit, wenn sie krank sind, und das ist auch erst einmal völlig in Ordnung. Biete ab und zu leicht verdauliche Speisen oder das Lieblingsessen an, aber vertraue auf das Hungergefühl deines Kindes.

Die Kleidung sollte an die aktuelle Fieberphase angepasst werden: Steigt das Fieber, fröstelt dein Kind wahrscheinlich – ziehe es dann ruhig etwas wärmer an oder decke es zu. Schwitzt und glüht es, ist eine leichtere, luftigere Bekleidung gut. Achte darauf, dass dein Kind nicht auskühlt, vor allem wenn es schwitzt. Bitte decke dein Kind nicht absichtlich warm zu, damit es die Krankheit »ausschwitzen« kann. Das ist unangenehm und medizinisch nicht sinnvoll bis hin zu gefährlich. Regelmäßiges Lüften und dadurch frische, sauerstoffreiche Luft sind beim Fiebern ebenfalls angenehm. Achte aber darauf, dass dein Kind nicht im direkten Luftzug liegt. Durch das Schwitzen werden Kleidung und Bettwäsche schnell feucht. Ein regelmäßiger Wechsel kann dafür sorgen, dass sich dein Kind wohler fühlt und nicht auskühlt.

Wadenwickel – nicht immer sinnvoll

Wadenwickel sind ein beliebtes Hausmittel bei Fieber, jedoch nicht unumstritten. Unter Umständen können sie wohltuend oder kurzzeitig wirksam sein, jedoch kühlen sie den Körper nur äußerlich. Sie entziehen ihm die mühsam aufgebaute, vom »Temperaturregler« im Gehirn verlangte Wärme. Dadurch wird sie möglicherweise nach kurzer Zeit durch Muskelzittern und viel Energieaufwand erneut produziert. Wenn du das Gefühl hast, dass die Wickel deinem Kind guttun und du einige Dinge beachtest, damit es zu keiner Auskühlung oder gar Kreislaufproblemen kommt, spricht aber in den meisten Fällen nichts dagegen.

▶ Wickel bei Fieber sollten bei kleinen Kindern nur zurückhaltend, bei Babys gar nicht angewandt werden.

▶ Setze niemals Wickel ein, wenn dein Kind gerade fröstelt oder zittert. Die Arme und Beine müssen für die Anwendung warm und gut durchblutet sein.

▶ Das genutzte Wasser sollte lauwarm sein, nie kalt.

▶ Bedecke keine größeren Körperflächen mit den Wickeln.

▶ Entferne sie nach einigen Minuten wieder.

Das Betupfen des Nackens oder der Handgelenke oder ein feuchtes Tuch auf der Stirn sind insgesamt schonender und können ebenfalls sehr angenehm sein. Ein (nicht zu heißes) Bad sollte dein Kind nur nehmen, wenn es gerade nicht hoch fiebert, da es sonst zu anstrengend für seinen Kreislauf ist.

Wie immer beim Kranksein – aber besonders bei Fieber – sind viel Liebe, Zuwendung und Fürsorge die wichtigsten »Medikamente«.

19 Ab welcher Fieberhöhe soll ich ein Medikament geben?

Wie zuvor beschrieben, ist Fieber wichtig und hat einen Sinn. Deshalb ist es nie empfehlenswert, pauschal bei jeder erhöhten Körpertemperatur sofort zu Medikamenten zu greifen. Weitere Gründe, weshalb die Gabe von Fiebermitteln nicht notwendig oder gar sinnvoll ist, sind:

▶ Ein Kind, das Fieber hat, ist krank und schlapp, bleibt daheim und ruht sich intuitiv aus, was die Genesung fördert. Wird das Fieber gesenkt, saust es möglicherweise plötzlich wieder durch die Wohnung, obwohl es ja eigentlich noch krank ist.

▶ Fieber hilft dem Immunsystem, Krankheitserreger zu bekämpfen. Eine Temperatursenkung nimmt dem Körper diesen Vorteil.

▶ Die Zäpfchengabe oder Verabreichung eines Safts kann mit starker kindlicher Abwehr und Stress verbunden sein. Nicht selten kostet die Medikamentengabe dein Kind deshalb zusätzlich Energie.

▶ Zu häufige Gaben und/oder zu hohe Dosierungen von Fiebermitteln können deinem Kind schaden, Fieber hingegen in aller Regel nicht. Hier gilt es also, abzuwägen.

▶ Eine für das Fieber ursächliche, gefährliche Krankheit wird durch die Temperatursenkung nicht weniger gefährlich.

▶ Fieber steigt nicht von selbst in einen bedrohlichen Temperaturbereich und das Körpereiweiß gerinnt auch nicht bei einer bestimmten Fieberhöhe – deshalb ergibt es keinen Sinn, eine Temperaturgrenze für die Medikamentengabe festzulegen.

▶ Fiebermittel verhindern keinen Fieberkrampf.

Hingegen kann es in einigen Fällen sinnvoll oder sogar empfehlenswert sein, ein Fiebermedikament zu verabreichen:

▶ Langanhaltendes, hohes Fieber ist für dein Kind und sein Herz-Kreislauf-System anstrengend. Während einer kurzen Pause davon kann es etwas Kraft schöpfen.

▶ Kinder haben bei Krankheit häufig Bauch-, Kopf- oder Glieder-schmerzen. Hier sollte unbedingt ein Fiebermedikament gegeben werden, da es auch schmerzlindernd wirkt.

▶ Auch bei Unruhe oder generellem Unwohlsein kannst du deinem Kind möglicherweise helfen, wenn du ihm ein Fiebermittel verab-reichst. Das ist auch der (einzige) Grund, weshalb die Gabe bei ho-hem Fieber meist sinnvoll ist – bei 40 Grad Celsius fühlt sich kaum ein Kind fit. Die Zahl auf dem Fieberthermometer ist dabei aber nicht das Ausschlaggebende.

▶ Fiebert dein Kind, isst und trinkt es oft nicht mehr gut. Eine Fieber-senkung kann dabei helfen, dass es wieder Flüssigkeit und einen Bissen zu sich nimmt und sich so stärkt.

▶ Auch den bei Krankheit besonders wertvollen Schlaf kann ein Fie-bermittel manchmal verbessern.

▶ Möglicherweise bist du entspannter, machst dir weniger Sorgen oder schläfst besser, wenn du das Fieber bei deinem Kind senken kannst. Und du kannst dich schließlich am besten um dein Kind kümmern, wenn es dir selbst gut geht.

Das Wichtigste noch einmal zum Schluss: Nicht die Höhe des Fiebers, son-dern das Befinden deines Kindes entscheidet über die Frage, ob ein senken-des Medikament gegeben werden sollte. Wenn es ihm trotz erhöhter Werte ganz gut geht, sind wahrscheinlich keine Fiebermedikamente notwendig.

20 Welche Medikamente helfen bei Fieber?

Für Kinder eignen sich am besten die Wirkstoffe Ibuprofen und Para-cetamol. Beide sind nicht rezeptpflichtig, sodass du sie im Notfall selbst kaufen kannst. Normalerweise werden sie ärztlich verordnet, damit du die genaue Anwendung und Dosierung erfährst. Beide Wirkstoffe wirken fiebersenkend und – ganz wichtig – auch schmerzlindernd. Ibuprofen ist zusätzlich entzündungshemmend.

Ungeeignete Fiebermedikamente für Kinder

Bitte verabreiche deinem Kind niemals Acetylsalicylsäure (ASS). Bei Erwachsenen ist es ein gängiges Medikament gegen Fieber und Schmerzen, bei Kindern, die einen viralen Infekt haben, kann es aber in sehr seltenen Fällen zum lebensbedrohlichen Reye-Syndrom führen. Bei diesem kommt es zu einer Funktionsstörung des Gehirns und der Leber. Manchmal benötigen Kinder ASS, das sind aber seltene Einzelfälle, über die ausschließlich ärztlich entschieden werden darf. Auch Novaminsulfon/Metamizol ist aufgrund seltener schwerer Nebenwirkungen kein geeignetes Fiebermedikament und wird lediglich als Schmerzmittel in Einzelfällen und nach sorgfältiger Abwägung ärztlich verordnet.

In der passenden Dosierung und Darreichungsform kann Paracetamol normalerweise ab Geburt gegeben werden, die gängigen Präparate von Ibuprofen meist ab einem Alter von drei Monaten und einem Körpergewicht von fünf oder sechs Kilogramm. Die entsprechende Information hierzu findest du immer im Beipackzettel. Beide Medikamente sind als Tabletten, Saft oder Zäpfchen erhältlich, Ibuprofen für Schulkinder auch als Schmelztabletten. Bitte beachte genau die Angaben zur Dosierung und Häufigkeit, die ärztlich oder in der Apotheke besprochen wurden oder auf der Packungsbeilage vermerkt sind. Dabei sollte mehr nach dem Gewicht als dem Alter deines Kindes gegangen werden, da nicht alle Kinder einer bestimmten Altersgruppe gleich schwer sind, die Dosis aber üblicherweise nach Körpergewicht berechnet wird.

Die Wirkung, also eine Senkung des Fiebers um normalerweise mindestens 0,5 bis 1 Grad Celsius, setzt meist nach ungefähr 30 Minuten beginnend ein, kann sich aber über die nächsten ein bis zwei Stunden noch steigern. Eine sofortige Fieberfreiheit ist daher üblicherweise nicht zu erwarten. Du bemerkst nach dem Wirkeintritt wahrscheinlich, dass es deinem Kind etwas besser geht, und kannst zur Kontrolle erneut die Körpertemperatur messen. Manchmal geben Eltern Paracetamol und Ibuprofen abwechselnd, da ein einzelner Wirkstoff, der meist höchstens drei- bis viermal am Tag gegeben werden darf, nicht ausreicht und ihr Kind schon vor der nächsten Gabe wieder auffiebert. Dies kann zu einer Überdosierung führen und sollte normalerweise nur nach ärztlicher Anordnung gemacht werden – auch aus dem Grund, dass ein Kind, das so ausgeprägt fiebert, untersucht werden sollte.

Nur wenn dein Kind direkt nach der Gabe den gesamten Saft erbricht oder das Zäpfchen sofort wieder herauspresst, kann das Fiebermittel normalerweise erneut gegeben werden. Ansonsten besteht die Gefahr der Überdosierung, die deutlich größer ist als die Gefahr, die von gegebenenfalls weiterhin bestehendem Fieber ausgeht. Das gilt auch, wenn du keine eindeutige oder ausreichende Wirkung durch das Medikament bemerkst.

21 Wie verabreiche ich ein Zäpfchen?

Zäpfchen ermöglichen vor allem bei Babys, die noch keinen Medikamentensaft einnehmen können oder dürfen, die einfache und sichere Verabreichung von Fiebermittel. Auch bei Kindern, die Saft verweigern, erbrechen oder ihn wieder ausspucken, sind sie praktisch. Um deinem Kind die Gabe von Zäpfchen so stressfrei und angenehm wie möglich zu machen, solltest du ein paar Punkte beachten:

- ▶ Wasche dir vorher und nachher gründlich die Hände.
- ▶ Packe das Zäpfchen vorsichtig aus, indem du die Folie vollständig wie bei einer Banane abschälst. Wenn du es aus der Verpackung drückst, kann es zerbrechen.
- ▶ Erwärme das Zäpfchen mit der Hand oder halte es kurz unter warmes Wasser, damit es leichter einzuführen ist. Runde die Kante der stumpfen Seite leicht mit dem Finger ab. Verwende bitte keine Creme oder Vaseline, da sie die Medikamentenwirkung abschwächen können.
- ▶ Lege dein Kind wie beim Wickeln auf den Rücken oder noch besser auf die Seite, winkle die Beinchen an und halte sie dort. Lenke

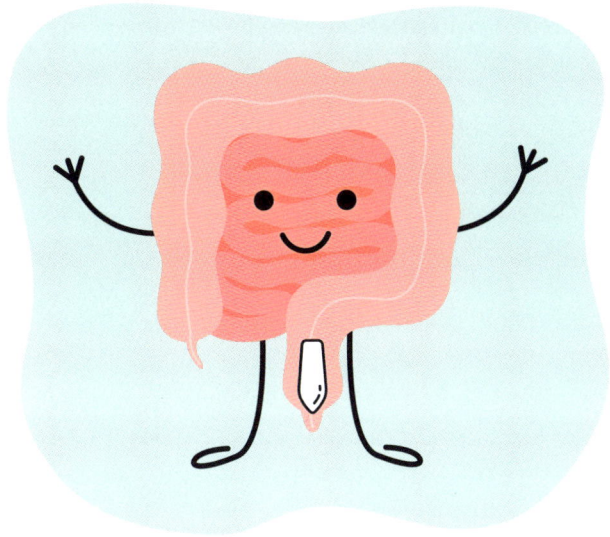

Es hat Vorteile, das Zäpfchen mit der stumpfen Seite voran einzuführen.

dein Kind mit einem Spielzeug oder beruhigendem Zureden ab. Erkläre ihm vielleicht, je nach Alter, was du tust und warum.

▶ Führe das Zäpfchen mit der stumpfen (!) Seite voran so weit in den After deines Kindes ein, dass es nicht mehr zu sehen ist. Auf diese Weise wird nach der Verabreichung dem Schließmuskel durch die Zäpfchenspitze weniger Widerstand entgegengesetzt.

▶ Drücke nun zur Sicherheit noch sanft für einen kurzen Moment die Pobacken deines Kindes zusammen, um ein Herausrutschen des Zäpfchens zu vermeiden.

▶ Voilà, jetzt hat dein Kind ein Küsschen verdient und du einen innerlichen Schulterklopfer!

Bitte teile das Zäpfchen nicht, wenn du eine geringere Dosierung benötigst, solange es nicht ausdrücklich erlaubt oder empfohlen ist. Eventuell ist der Wirkstoff ungleichmäßig im Präparat verteilt und es kann zu einer Überdosierung oder zu geringen Wirkung kommen. Außerdem lassen sich geteilte Zäpfchen schlechter einführen.

Zäpfchen bestehen zum großen Teil aus Fett, dürfen nicht schmelzen und sollten deshalb nicht bei über 25 Grad Celsius gelagert werden. Im Sommer ist manchmal eine Aufbewahrung im Kühlschrank notwendig.

22 Wie verabreiche ich Fiebersaft?

Fiebersaft ist sehr praktisch, wenn ein Kind die Verabreichung von Zäpfchen nicht mehr toleriert, aber noch zu jung ist, um Tabletten zu schlucken. Bitte schüttele den Saft vor der Anwendung gut, da es sich meist um eine Suspension handelt und der Wirkstoff sonst nicht gleichmäßig verteilt ist. Verwende zum Abmessen der Saftmenge am besten eine Dosierspritze. Sie ist genauer als ein Dosier- oder Messlöffel und liegt entweder bei oder ist in der Apotheke erhältlich. Achte darauf, dass sie mit der Flaschenöffnung kompatibel ist. Bitte verwende zum Abmessen nie einen Haushaltslöffel oder -messbecher.

Zur Entnahme setzt du die Dosierspritze fest auf die Öffnung der Flasche, drehst beides auf den Kopf, ziehst die Flüssigkeit langsam und blasenfrei bis zur gewünschten Dosierung auf und drehst die Flasche wieder herum. Jetzt kann die Spritze abgelöst werden. Wenn dein Kind den Fiebersaft – oder einen anderen Medikamentensaft – verweigert, gibt es ein paar Tricks und Tipps:

▶ Erkläre deinem Kind, warum das Medikament notwendig ist und dass es ihm danach besser gehen wird. Beschreibe den Saft dabei positiv – zum Beispiel als »Zaubertrank« –, erwähne aber auch, dass er nur in besonderen Situationen gegeben wird und keine Süßigkeit ist.

▶ Insbesondere bei einem Kleinkind ist es sehr hilfreich, wenn es selbst mitentscheiden darf. Dies kann der Ort sein (wie Bett, Couch, Schoß), an dem es das Medikament erhält, welches Kuscheltier dabei ist und dieses sogar auch ein wenig von der Medizin bekommt, ob der Saft links oder rechts in die Wange gegeben

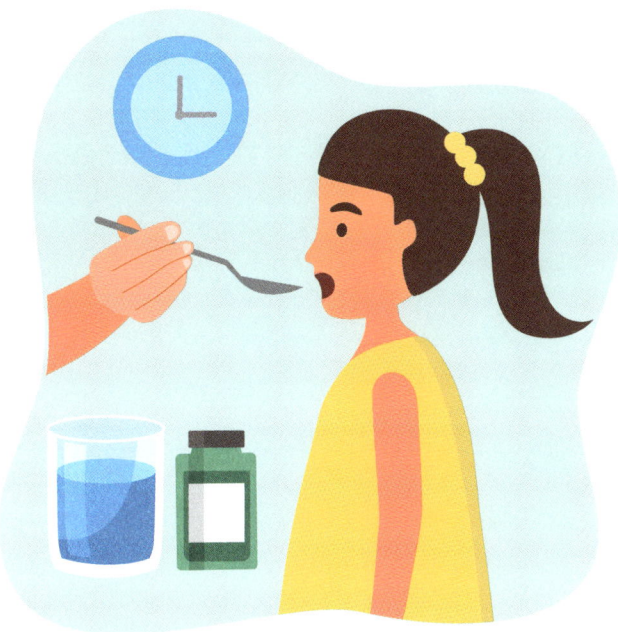

Damit dein Kind den Medikamentensaft einnimmt, musst du
vielleicht den einen oder anderen Trick anwenden.

wird, welches Getränk es nach der Gabe trinken darf, oder dass es das Medikament selbst aus der Spritze drücken oder es heraussaugen darf. Wenn das Medikament vorher mit der Dosierspritze sorgfältig abgemessen wurde, kann es auch auf einen Lieblingslöffel oder in einen besonderen Becher, vielleicht mit Strohhalm, gegeben werden. Dabei solltest du sichergehen, dass dein Kind trotzdem alles davon zu sich nimmt.

▶ Am besten gibst du den Saft mit der Dosierspritze langsam in den hinteren Bereich der Wangentasche deines Kindes ab. So wird der Schluckreflex ausgelöst, aber durch wenig Kontakt mit der Zunge und ihren Geschmacksknospen kommt es weder zum Würgen noch zu einem unangenehmen Geschmack.

▶ Wenn es gar nicht anders geht, darf Fiebersaft normalerweise auch in ein Getränk oder unter Essen wie etwas Apfelmus gemischt werden, solange gewährt ist, dass alles verzehrt wird. Frage zur Sicherheit vorher in der Apotheke nach, insbesondere bei anderen Medikamentensäften wie Antibiotika.

▶ Falls deinem Kind nach dem Saft auf leeren Magen übel wird, kannst du ihn während der Mahlzeit oder kurz danach geben (sofern auch hier nichts anderes für das Präparat empfohlen ist). Es könnte dann aber sein, dass er etwas langsamer wirkt.

▶ Es gibt Fiebersäfte in verschiedenen Geschmackssorten. Probiere vielleicht eine andere aus.

▶ Für Säuglinge kommt manchmal auch ein spezieller Medikamentensauger infrage.

Lagerungshinweise und Haltbarkeitsdauer nach Anbruch des Medikaments sind in der Packungsbeilage zu finden. Fiebersaft sollte normalerweise nicht bei über 25 Grad Celsius gelagert werden. Bewahre ihn am besten im Karton auf und vermerke darauf das Anbruchdatum.

23 Wann ist bei Fieber ein Arztbesuch notwendig?

Wenn dein Kind Fieber hat, machst du dir vielleicht große Sorgen. Das ist sehr verständlich, aber glücklicherweise sind sie in den meisten Fällen völlig unbegründet. Vor allem im Kleinkindalter kommt (hohes) Fieber häufig vor. Dahinter stecken in der Regel harmlose Virusinfekte, die der Körper ganz allein besiegen kann. Dein Kind kann sich normalerweise einfach zu Hause auskurieren und ist nach zwei bis drei Tagen wieder fitter. Häufig ist ein Arztbesuch zur Untersuchung und Beratung, elterlichen Absicherung und Beruhigung, wegen einer Arbeitsunfähigkeitsbescheinigung oder der Ausstellung eines Rezepts natürlich trotzdem sinnvoll.

In selteneren Fällen kann auch ein Virusinfekt mal einen schweren Verlauf nehmen oder hinter dem Fieber eine ernstere Erkrankung stecken, insbesondere eine bakterielle Infektion. Spätestens dann ist eine ärztliche Behandlung auf jeden Fall notwendig, und das zum Teil sogar möglichst schnell. Deshalb findest du hier einige mögliche Warnzeichen bei Fieber. Die wichtigsten davon kannst du dir als Akronym **HILFE** merken:

▶ **H = Halt!** Wenn dein fieberndes Kind noch ein Baby ist, insbesondere wenn es jünger als sechs Monate ist, solltest du gar nicht weiter überlegen, sondern es zeitnah ärztlich untersuchen lassen. In diesem Alter ist das Immunsystem noch nicht ausgereift und manche Infekte können deutlich schneller und schwerer verlaufen als bei älteren Kindern. Bei Babys unter drei Monaten gelten auch schon 38,0 Grad Celsius als Fieber. Hier sollte eine sofortige ärztliche Vorstellung erfolgen. Achtung: Neugeborene und junge Babys haben bei einer schweren Infektion manchmal kein Fieber. Hier können beispielsweise Trinkverweigerung, blasse, gräuliche oder marmorierte Haut, veränderte Atmung oder Berührungsempfindlichkeit Warnzeichen sein.

▶ **I = immer wieder Fieber:** Dein Kind fiebert schon seit einigen Tagen oder das Fieber bleibt anhaltend hoch.

▶ **L = Laune:** Es bestehen Teilnahmslosigkeit, ausgeprägte Schläfrigkeit, erhebliche Erschöpfung, oder auch Unruhe, Verwirrtheit oder anhaltendes Schreien. Dein Kind reagiert kaum, lächelt nicht mehr.

▶ **F = Fokus:** Du weißt nicht, von welchem Infektionsherd (Fokus) das Fieber kommt, denn dein Kind hat keine weiteren Symptome wie Schnupfen, Husten, Durchfall oder Erbrechen.

▶ **E = Ernährung:** Dein Kind isst nichts mehr oder, noch viel wichtiger, möchte kaum mehr trinken. Vor allem Säuglinge zeigen als Warnzeichen ein schlechteres Trinkverhalten.

Auch Fieber nach einer Fernreise, blasse oder graue Hautfarbe, Atemnot, anhaltend schneller Atem oder ungewöhnliche Atemgeräusche oder Anzeichen für einen Flüssigkeitsmangel *(Dehydratation)* stellen mögliche Warnzeichen dar. Ein epileptischer Anfall, eine vorgewölbte Fontanelle, schrilles Schreien, ein steifer Nacken oder pünktchenartige Einblutungen der Haut *(Petechien)*, können mögliche Hinweise für eine Hirnhautentzündung sein und stellen immer Notfälle dar.

Auch wenn dein Kind keines der hier genannten Warnzeichen zeigt, du dir als Elternteil aber Sorgen machst: Bitte höre auf dein Gefühl und lasse dein Kind untersuchen – du kennst es schließlich am besten.

WENN DAS FIEBER BESONDERS WIRD

Einen Fieberkrampf mitzuerleben, ist ein furchterregendes Ereignis, das Eltern nachhaltig belasten kann. Auf den folgenden Seiten erfährst du, wie du dabei richtig reagierst und weshalb er in den allermeisten Fällen harmlos ist. Danach geht es um das Drei-Tage-Fieber, das bei vielen Babys und Kleinkindern vorkommt und nach wenigen Tagen mit hohen Temperaturen zu einem klassischen Hautausschlag führt.

24 Was ist ein Fieberkrampf und ist er gefährlich?

Wenn Eltern bereits einen Fieberkrampf bei ihrem Kind erlebt haben, erinnern sie sich eindrücklich an die unermessliche Angst, die sie währenddessen hatten. Und wenn nicht, machen sie sich oft große Sorgen, dass es bei Fieber einmal zu so einem Ereignis kommen könnte. Deshalb ist es umso wichtiger, über dieses Thema Bescheid zu wissen und für den Fall der Fälle vorbereitet zu sein. Ein Fieberkrampf ist ein epileptischer Anfall, der von Fieber begleitet ist und bei dem keine gleichzeitige Entzündung des Gehirns vorliegt. Bis zu jedes 20. Kind ist einmal davon betroffen.[9] Dabei handelt es sich in der Regel um Kinder zwischen dem sechsten Lebensmonat und sechsten Lebensjahr. Von einem Fieberkrampf zu unterscheiden ist eine Epilepsie, bei der ein Kind wiederholte Anfälle ohne Fieber hat.

Am häufigsten tritt ein Fieberkrampf im zweiten Lebensjahr und im Rahmen eines viralen Infekts auf. Das kann eine Erkältung mit Husten und Schnupfen oder ein Magen-Darm-Infekt sein, vor allem aber ein

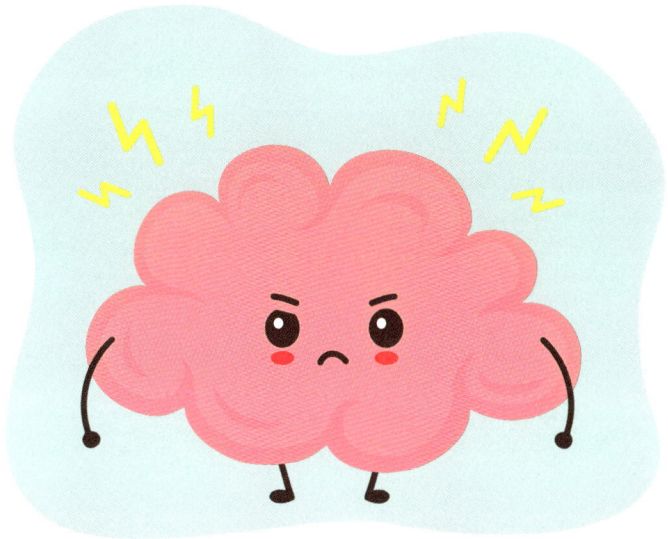

Trifft ein fieberhafter Infekt auf das unreife kindliche Gehirn,
kann es zu einem epileptischen Anfall kommen.

Drei-Tage-Fieber oder eine Influenza-Erkrankung. Der Fieberkrampf tritt meist zu Beginn des Infekts und häufig im Fieberanstieg auf. Man kann ihn daran erkennen, dass das Kind bewusstlos und steif (selten schlaff) wird, am ganzen Körper zuckt, seine Augen verdreht oder einen starren Blick bekommt, blass aussieht oder sich die Lippen bläulich verfärben. In den meisten Fällen dauert ein Fieberkrampf weniger als drei Minuten und hört ganz von selbst wieder auf. Danach ist das Kind oft müde oder schläft und erholt sich normalerweise innerhalb der nächsten ein bis zwei Stunden vollständig. Beachte, dass dein Kind im Fieberanstieg stark zittern kann, aber dabei im Gegensatz zum Fieberkrampf bei Bewusstsein ist und keine anderen Auffälligkeiten zeigt. In seltenen Fällen kann es auch zu einem komplizierten Fieberkrampf kommen: Dieser dauert länger, ist nur auf eine Körperseite begrenzt oder tritt innerhalb von 24 Stunden mehrmals auf.

Wie ein Fieberkrampf entsteht, weiß man nicht ganz genau. Kinder haben allgemein ein unreifes und im wahrsten Sinne des Wortes leicht reizbares Gehirn. Durch (unter anderem) Fieber kann die sogenannte

Krampfschwelle überschritten werden und die Nervenzellen »feuern« ungeordnet durcheinander: Es kommt zu einem epileptischen Anfall. Außerdem besteht bei Kindern, die einen Fieberkrampf bekommen, vermutlich eine gewisse Veranlagung dazu. Das sieht man auch daran, dass es häufig schon jemanden in der Familie gibt, der betroffen war.

Selten kann ein epileptischer Anfall bei Fieber das Symptom einer gefährlichen Erkrankung wie einer Hirnhautentzündung sein. Deshalb ist auch eine Untersuchung im Anschluss wichtig. Der Fieberkrampf ist jedoch, so bedrohlich er auch aussieht, in den allermeisten Fällen harmlos. Er schädigt nicht das Gehirn und erhöht auch in keinem entscheidenden Ausmaß das Risiko für eine Epilepsie. Kinder, die ansonsten gesund sind und einen oder sogar mehrere Fieberkrämpfe hatten, entwickeln sich genauso normal wie alle anderen.

25 Was kann ich bei einem Fieberkrampf tun?

Wenn dein Kind einen Fieberkrampf hat, ist es vor allem wichtig – so schwer es auch ist – Ruhe zu bewahren. Atme durch, schaue auf die Uhr, um anschließend die Dauer abschätzen zu können, und beobachte dein Kind genau. Vor allem bei einem erstmaligen oder komplizierten Fieberkrampf solltest du den Rettungsdienst (112) verständigen. Bleibe bei deinem Kind und versuche es vor Verletzungen zu schützen, indem du Gegenstände oder Möbel, die gefährlich werden könnten, wegräumst oder kritische Stellen mit einer Decke oder Kissen auspolsterst. Lasse dein Kind aber so liegen, wie es ist, halte weder die Arme oder Beine fest, noch schüttele es oder schiebe ihm etwas zwischen die Zähne oder in den Mund. Gib ihm niemals während oder direkt nach dem Fieberkrampf etwas zu trinken. Wenn du das Ereignis bereits kennst und ein krampflösendes Medikament zu Hause hast, solltest du es so anwenden, wie es dir im Vorhinein erklärt wurde. Bringe dein Kind nach dem Fieberkrampf in eine stabile Seitenlage, sodass sein Gesicht frei ist, es gut atmen, und der Speichel aus dem Mund laufen kann.

Hast du den Notruf nicht getätigt, solltest du im Anschluss an den Anfall in eine Arztpraxis oder in ein Krankenhaus fahren. Eine ärztliche Untersuchung ist wichtig – weitere Diagnostik wie eine Blutentnahme oder auch eine Überwachung sind nur manchmal notwendig.

Medikamente gegen Fieberkrampf

Wahrscheinlich erhältst du für den Fall eines weiteren Fieberkrampfs ein krampflösendes Medikament, meist in Form einer Rektallösung. Bei ungefähr zwei Dritteln der betroffenen Kinder bleibt es aber bei einem einmaligen Ereignis.

Leider lässt sich ein Fieberkrampf mit fiebersenkenden Medikamenten oder kühlenden Maßnahmen nicht zuverlässig vermeiden. Ohnehin tritt er meist im Temperaturanstieg auf, also zu einem Zeitpunkt, zu dem du noch nicht oder gerade erst bemerkt hast, dass dein Kind auffiebert. So schnell kannst du oft gar nicht mit Fiebermittel reagieren – und musst es eben auch nicht. Du brauchst dir keinen Vorwurf machen, wenn dein Kind einen Fieberkrampf hatte. Es ist nicht deine Schuld – du hättest ihn nicht verhindern können. Deshalb ist es nicht sinnvoll oder notwendig, nach einem Fieberkrampf bei Infekten zukünftig besonders häufig die Temperatur zu kontrollieren oder vorsorglich Fiebermedikamente zu geben. Die Gabe eines Fiebermittels sollte weiterhin nur erfolgen, wenn sich dein fieberndes Kind nicht gut fühlt oder es Schmerzen hat.

Kümmere dich bitte nach einem Fieberkrampf auch liebevoll um dich selbst, da er trotz der Harmlosigkeit eine traumatisierende Erfahrung sein kann.

26 Woran erkenne ich das Drei-Tage-Fieber und was kann ich tun?

Das Drei-Tage-Fieber wird durch Herpesviren – vor allem durch Humane Herpesviren Typ 6 – verursacht und tritt ganzjährig auf. Der Erreger wird durch Tröpfcheninfektion übertragen und ist hochansteckend. Es gibt keine Impfung gegen die Erkrankung.

Am häufigsten betrifft das Drei-Tage-Fieber Kinder im Alter von sechs Monaten bis zwei Jahren. Im Alter von drei Jahren hat nahezu jedes Kind eine Infektion mit den Viren des Drei-Tage-Fiebers durchgemacht, entweder mit den typischen Krankheitszeichen oder auch unbemerkt, wobei es trotzdem ansteckend sein kann.

Ein bis zwei Wochen nach Ansteckung mit dem Virus hat das betroffene Kind drei (daher der Name) bis fünf Tage lang hohes Fieber. Dabei wirkt es häufig sehr angeschlagen, ist quengelig, hat aber wenig andere Symptome. Manchmal kommt es zu Bauchweh, Durchfall, Husten, Schnupfen oder Schwellung der Lymphknoten am Hals. Nach einem abrupten Abfall der Körpertemperatur kommt es zu einem rötlichen, kleinfleckigen Hautausschlag an Brust, Bauch und Rücken. Er kann sich überall hin ausbreiten, juckt normalerweise nicht und klingt spätestens nach wenigen Tagen von selbst wieder ab. Meist weiß man erst mit Auftreten der Hauterscheinungen, dass es sich um ein Drei-Tage-Fieber handelt.

Eine ursächliche Therapie gibt es für die Erkrankung nicht. Biete deinem Kind reichlich Flüssigkeit an und lasse es sich möglichst viel ausruhen und schlafen. Bei Unwohlsein oder Schmerzen ist die Gabe von Fiebermedikamenten empfehlenswert, worüber du ab Seite 48 mehr nachlesen kannst. Den Hautausschlag braucht man nicht behandeln, Eincremen ist nicht notwendig. Nach dem Durchmachen des Drei-Tage-Fiebers ist dein Kind normalerweise sein Leben lang dagegen immun.

27 Ist das Drei-Tage-Fieber gefährlich?

Auch wenn ein Kind während eines Drei-Tage-Fiebers sehr beeinträchtigt wirken kann, ist die Erkrankung weitgehend harmlos und auch das hohe Fieber nicht gefährlich. In manchen Fällen kommt es beim Drei-Tage-Fieber zu einem Fieberkrampf – hierzu findest du ab Seite 56 mehr Informationen. Komplikationen durch die Erkrankung sind bei sonst gesunden Kindern sehr selten.

Durch das Schwitzen bei Fieber und dem meist verschlechterten Trink-verhalten kann es während des Drei-Tage-Fiebers zu einem Flüssigkeits-mangel kommen, dem du mit dem regelmäßigen Anbieten von Geträn-ken vorbeugen kannst. Ein Arztbesuch sollte bei Trinkverweigerung, aber auch bei ungewöhnlicher Schläfrigkeit und sonstigen generellen Warn-zeichen bei Fieber erfolgen, die du ab Seite 40 nachlesen kannst. Suche vor allem im ersten Lebensjahr lieber frühzeitig ärztliche Hilfe auf.

Der Ausschlag beim Drei-Tage-Fieber ist nicht gefährlich, ganz im Gegen-teil: Jetzt weißt du, dass es überstanden ist und welche Krankheit das Fie-ber verursacht hat. Normalerweise kann dein Kind bei gutem Allgemein-befinden und nach mindestens 24 Stunden Fieberfreiheit ohne ärztliches Attest wieder die Kita besuchen.

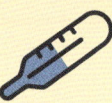

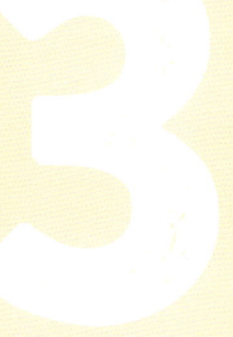
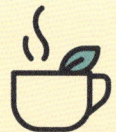
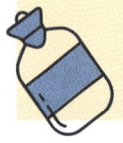

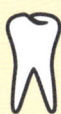
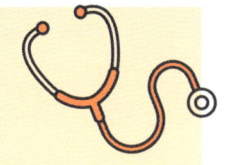

KOPF, HALS UND LUNGE

SPIELPLATZ FÜR ERKÄLTUNGSVIREN

»Ich hab' die Nase voll davon!« – Erkältungen sind enge Begleiter der ersten Lebensjahre. So banal die Erkrankung auch erst einmal klingt, kann sie mit all ihren Beschwerden auch sehr belastend sein. Du erfährst in diesem Kapitel, wie du deinem Kind bei einer »einfachen Erkältung«, aber auch bei einer Mittelohrentzündung oder Bronchitis helfen kannst, welche Krankheitsverläufe gewöhnlich sind und bei welchen Anzeichen besondere Vorsicht geboten ist.

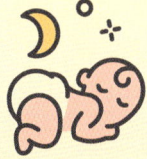

WENN DIE AUGEN TRÄNEN

Verklebte Augen kommen bei nahezu jedem Kind hin und wieder vor. Das muss aber nicht immer gleich eine schlimme Entzündung sein. Vom Tränenstau beim Neugeborenen bis hin zur Bindehautentzündung beim erkälteten Kleinkind gibt es jedoch einiges zu beachten.

28 Welche Ursachen kann ein gerötetes oder verklebtes Auge haben?

Bei vielen Babys sieht man in den ersten Lebenswochen bis -monaten gelbliches Sekret in den Augen, das die Wimpern und die Lider verkleben kann. Die Ursache liegt meist im Tränennasengang, der nach Geburt oft noch durch ein dünnes Häutchen (teilweise) verschlossen ist. Über ihn fließt normalerweise die Tränenflüssigkeit vom Auge in die Nase ab. Wenn dies nicht oder erschwert möglich ist, kommt es zu

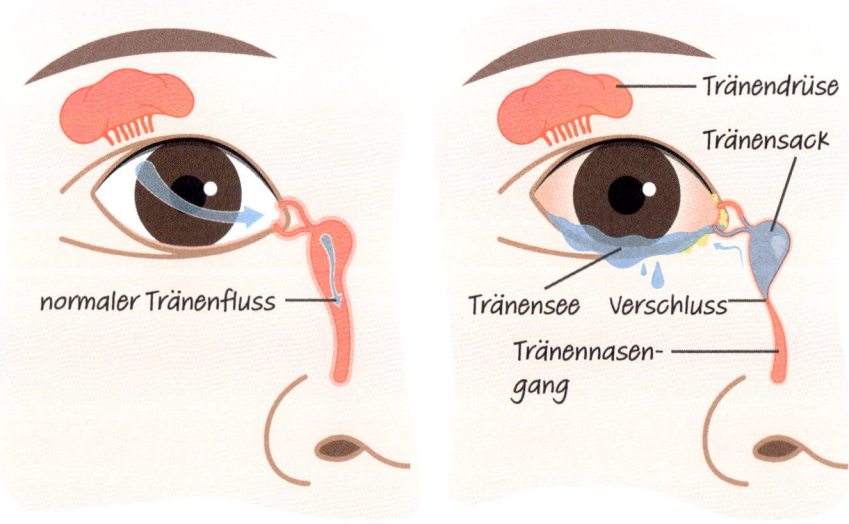

Bei einem Tränenwegsverschluss können die Tränen nicht abfließen und stauen sich im Auge.

einem Stau, also einem tränenden und verklebten Auge. Manchmal ist es auch leicht gerötet. Wichtig und sicher beruhigend für dich zu wissen ist, dass das klebrige Sekret meist kein Eiter, sondern eingetrocknete Tränenflüssigkeit ist. Zu einer bakteriellen Bindehautentzündung, die antibiotisch behandelt werden muss, kommt es in diesem frühen Alter nur selten.

Aus einem ähnlichen Grund wie dem Tränenwegsverschluss bei Babys kommt es auch bei einer Erkältung in den ersten Lebensjahren oft zu verklebten Augen. Diese entstehen als Mitreaktion der Augen beim Schnupfen: Wenn dein Kind eine verstopfte Nase hat, kann die Tränenflüssigkeit schlechter abfließen. Die Verklebungen sind normalerweise nicht ansteckend, weil sie wie beim Säugling eben nur durch gestaute Tränen entstehen.

Eine weitere Ursache von verklebten Augen ist eine Bindehautentzündung, verursacht durch Viren oder Bakterien. Der Weg zwischen Nase und Augen ist kurz, da haben die Erkältungsviren ein leichtes Spiel. Auch dadurch, dass sich Kinder häufig mit schmutzigen Händen in die Augen fassen oder sich Nasensekret ins Auge reiben, wird eine Bindehautentzündung begünstigt.

In seltenen Fällen kann ein gerötetes Auge Zeichen einer Entzündung der Augenhöhle sein. Diese führt meist zu einer deutlichen Schwellung oder Rötung der Augenlider und gegebenenfalls auch zu begleitendem Fieber. In einem solchen Fall ist eine schnelle ärztliche Behandlung nötig. Generell solltest du eine Sehverschlechterung oder Augenschmerzen bei deinem Kind immer ernstnehmen. Ebenfalls zügig handeln solltest du bei Herpesbläschen im Augenbereich, da es zu einer Entzündung der Hornhaut kommen kann, die in schweren Fällen die Sehkraft gefährdet.

Etwas ältere Kinder, vor allem im (Vor-)Schulalter, können als Reaktion auf beispielsweise Pollen, Hausstaub oder Tierhaare eine allergische Bindehautentzündung entwickeln. Hier sind normalerweise keine Bakterien oder Viren beteiligt. Die Augen – es sind immer beide betroffen – können brennen und stark jucken. Das Augensekret ist eher wässrig. Mit einem Allergietest, zum Beispiel über die Haut (Prick-Test), kann man herausfinden, worauf genau dein Kind allergisch reagiert. Kurzfristig helfen antiallergische Augentropfen, langfristig gegebenenfalls eine Hyposensibilisierung. Tränende und leicht gerötete Augen können auch durch Reizungen, beispielsweise durch Chlorwasser, Sonneneinstrahlung oder Sonnencreme, entstehen.

Abschließend zur Beruhigung: Die häufigsten Ursachen für verklebte oder gerötete Augen sind harmlos. Spätestens jedoch bei schweren Symptomen oder fehlender Besserung nach einigen Tagen ist eine ärztliche Untersuchung wichtig.

29 Wie erkenne ich eine Bindehautentzündung?

Eine Entzündung der Bindehaut – die den sichtbaren Teil des Augapfels und die Innenseiten der Lider überzieht – entsteht bei Kindern üblicherweise durch Bakterien oder Viren. Sie wird durch eine Rötung des weißen Teils des Auges sichtbar. Zusätzlich kommt es zu deutlich vermehrtem Sekret und tränenden Augen. Ein Brennen, Juckreiz oder leichte Schmerzen sind möglich. Kleine Kinder können dies noch nicht klar benennen, zeigen es aber durch häufiges Augenreiben.

Virale Bindehautentzündungen betreffen häufig beide Augen und führen vor allem zu einer starken Rötung mit eher wässrigem Sekret, während dies bei einer bakteriellen Infektion deutlich eitriger ist. Dies sind aber lediglich grobe Hinweise – eine verlässliche Unterscheidung kann man so nicht treffen.

Du kennst sicher den morgendlichen »Schlafsand« in den Augenwinkeln oder sogar leicht geschwollene Augen nach dem Aufstehen. Auch bei einer Bindehautentzündung sind die Symptome morgens stärker als tagsüber: Es kann über Nacht zu so viel Sekret gekommen sein, dass die Augen deines Kindes stark verklebt sind. Auch können die Lider leicht geschwollen sein. Da erschreckst du dich vielleicht, aber in den meisten Fällen ist das gar nicht schlimm. Die Schwellung und Verklebung sollten sich jedoch in den ersten Stunden des Tages wesentlich bessern.

30 Was hilft bei verklebten Augen?

Wenn dein Kind verklebte Augen hat, kann es wohltuend sein, wenn du sie regelmäßig reinigst. Dafür kannst du eine sterile Kompresse, ein trockenes Kosmetiktuch oder ein anderes sauberes weiches Tuch mit einer isotonischen Kochsalzlösung *(NaCl 0,9 %)* oder klarem Wasser verwenden. Kompressen und Kochsalzlösung sind ohne Rezept in der Apotheke oder in der Drogerie erhältlich. Du kannst das feuchte Tuch (oder die Kompresse) erst einmal ganz sanft und ohne jeden Druck auf das Auge legen – so können Verklebungen aufweichen. Dann reinigst du das Auge vorsichtig von außen nach innen, also zur Nase hin. Diese Richtung ist wichtig, weil so auch die Tränenflüssigkeit abläuft – von der Tränendrüse, die seitlich oberhalb des Auges sitzt, bis hin zum Tränenkanal im inneren Augenwinkel. Diese Reinigung kannst du sowohl bei verklebten Augen bei deinem Baby, im Rahmen einer Erkältung und auch bei einer Bindehautentzündung durchführen – am besten einige Male am Tag. Reinige gegebenenfalls das Tuch zwischendurch oder verwende eine frische Kompresse für das zweite Auge, um Infektionen nicht zu übertragen.

Falls dein Kind erkältet ist, achte darauf, dass es eine freie Nasenatmung hat, damit die Tränen ablaufen können. Eventuell sind also abschwellende Nasentropfen empfehlenswert. Informationen zu ihrer Anwendung erhältst du ab Seite 78.

Mythos   **KAMILLENTEE IST IMMER EINE GUTE IDEE**

Was vielen vielleicht noch als Hausmittel von den eigenen (Groß-)Eltern bekannt ist, kann gar nicht so ungefährlich sein: Obwohl die Kamille eine Heilpflanze ist, solltest du bei der Anwendung auf Haut oder Schleimhäuten wie im Augenbereich vorsichtig sein und zur Reinigung keinen Kamillentee verwenden: Bei manchen Kindern kann es zu allergischen Reaktionen kommen und die Situation zusätzlich verschlimmern.

Wenn die Augen deines Kindes leicht schmerzen, brennen oder jucken, kann vorsichtiges Kühlen guttun. Homöopathische Augentropfen mit Euphrasia haben (wie alle homöopathischen Mittel) keine bewiesene Wirksamkeit und können die Augen zusätzlich reizen. Ein paar Tropfen einer isotonischen Kochsalzlösung befeuchten hingegen angenehm die Augen und können so manchmal Beschwerden lindern und sie zusätzlich reinigen.

Bei Babys mit verlegtem Tränenkanal ist folgende Massage, täglich mehrmals ausgeführt, oft hilfreich: Ausstreichende Bewegungen mit sanftem Druck der Fingerspitze vom inneren Augenwinkel zur Nase hin können helfen, den Tränengang zu öffnen. Wenn es gar nicht besser wird oder es zu häufigen Entzündungen kommt, ist manchmal eine augenärztliche Eröffnung des Kanals notwendig. Meist löst sich das Problem mit dem Tränenkanal aber im Laufe des ersten Lebensjahres ganz von selbst: 80 Prozent der Tränengangsverschlüsse verschwinden innerhalb der ersten sechs Monate, über 90 Prozent bis zum ersten Geburtstag.[10] Ein Abwarten, wenn möglich, wird also meist belohnt.

Antibiotikum ist nicht immer notwendig

Antibiotika sollten immer sparsam eingesetzt werden und sind bei einer Bindehautentzündung auch nicht unbedingt notwendig. Ein Grund ist, dass die verursachenden Erreger, insbesondere nach dem Säuglingsalter, häufig Viren sind – hier hilft kein Antibiotikum. Und selbst wenn Bakterien die Entzündung verursachen, heilt diese meist nach einigen Tagen ganz von selbst ab. Deshalb kann man normalerweise erst einmal abwarten.

Zum Einsatz kommen Antibiotika, wenn sehr viel eitriges Sekret zu sehen ist oder die Entzündung auch nach ein paar Tagen abwarten und reinigen nicht besser wird. Dann können antibiotische Augentropfen oder -salben den Krankheitsverlauf verkürzen. Wichtig: Auch wenn nur ein Auge entzündet aussieht, müssen immer beide Augen behandelt werden! Sonst besteht die Gefahr, dass der Erreger kurze Zeit später das andere Auge infiziert hat.

Wenn dein Kind eine ansteckende Bindehautentzündung hat, ist es immer wichtig, eine besonders gute Hygiene einzuhalten: Wascht eure Hände regelmäßig – vor allem die deines Kindes, das sich sicher ab und zu ins Auge fasst – und verwendet keine gemeinsamen Handtücher oder Waschlappen.

Tipps für die Verwendung von Augentropfen

Vor dem Gebrauch von Augentropfen mit Wirkstoffen wie Antibiotika ist es ratsam, das Auge erst einmal zu reinigen. Wärme dann die Tropfen mit deinen Händen etwas vor, da sich dein Kind erschrecken kann, wenn sie kalt sind. Zur Verabreichung liegt es am besten mit geschlossenen Augen auf dem Rücken oder in deinem Arm. Gib das Medikament nun in den inneren Lidwinkel und ziehe anschließend das untere Augenlid herunter – so verteilen sich die Tropfen im Auge. Dein Kind sollte noch kurz liegen bleiben, und, wenn schon möglich, aktiv blinzeln oder die Augen (noch geschlossen) etwas hin und her bewegen, um die Tropfen zu verteilen. Bei Babys kann der Kopf vor dem Tropfen leicht auf die gegenüberliegende Seite gedreht und danach wieder zur Mitte zurückgedreht werden, so verteilt sich das Medikament ebenfalls. Achte beim Gebrauch von Augentropfen auf eine gute Hygiene. So ist es wichtig, vorher und im Anschluss die Hände zu waschen und mit dem Tropfenfläschchen möglichst nicht die Augen zu berühren. Übrigens: Bei Augensalben ist meist, wenn nicht anders verordnet, ein kurzer Strang in das heruntergezogene untere Augenlid zu geben.

31 Sind verklebte Augen ansteckend?

Erst einmal: Ein erkältetes Kind ist immer potenziell ansteckend. Denn ohne Viren gibt es keine Erkältung und diese können über eine Tröpfcheninfektion auch übertragen werden. Ob die Augen selbst ansteckend sind, also durch Viren oder Bakterien infiziert sind, lässt sich oft nicht ganz sicher sagen, eben weil der Übergang zwischen einem einfachen (nicht ansteckenden) Tränenstau und einer infektiösen Bindehautentzündung fließend sein kann. Bei Letzterer findet die Übertragung jedoch meist durch eine Schmierinfektion statt, also wenn eine Person mit der Hand an das Auge eines Kindes mit Bindehautentzündung kommt und danach an das eigene. Deshalb ist eine gute Handhygiene jetzt umso wichtiger.

Man muss aber sagen, dass die meisten Erreger, die eine gewöhnliche Bindehautentzündung verursachen, relativ ungefährlich sind. Deshalb sind sie auch nicht meldepflichtig und der Besuch einer Gemeinschaftseinrichtung ist bei einem Kind mit einer Bindehautentzündung nicht verboten. Es ist jedoch sehr zu empfehlen, abzuwarten, bis sich der Augenbefund gebessert hat. Je mehr Symptome, vor allem eitriges Sekret, desto größer die Ansteckungsgefahr. Wenn dein Kind eine bakterielle Bindehautentzündung hat, die mit Antibiotika behandelt wird, geht man davon aus, dass sie nach 24 Stunden nicht mehr ansteckend ist.

Es gibt aber auch Bindehautentzündungen, die durch die sogenannten Adenoviren verursacht werden und besonders ansteckend sind. Sie bedürfen einer besonderen Vorsicht, sind aber selten. Sollte dein Kind davon betroffen sein, wird es höchstwahrscheinlich starke Beschwerden haben, die zum Arztbesuch führen.

32 Was kann ich tun, wenn mein Kind ein Gerstenkorn hat?

Wenn sich bei deinem Kind eine Drüse am Lidrand eitrig entzündet, kommt es zu einem sogenannten Gerstenkorn. Meist erkennst du das durch eine kleine Schwellung und einer Rötung des Lidrands. Manchmal sieht man auch den Eiter als gelblichen Punkt. Es kann zu Juckreiz oder Schmerzen des Auges kommen.

Achte, wenn möglich, darauf, dass dein Kind sich nicht so viel – am besten gar nicht – in die Augen fasst. Auch solltest du auf keinen Fall versuchen, das Gerstenkorn auszudrücken. Dadurch kann es noch schlimmer werden. In manchen Fällen helfen antiseptische Augensalben, da sie die Entzündung reduzieren können. Manchmal wird trockene Wärme in Form von Rotlicht für ältere Kinder empfohlen – dies solltest du aber zunächst ärztlich besprechen. Auch wenn das Gerstenkorn meist durch Bakterien bedingt ist, sind antibiotische Augentropfen- oder -salben nur selten notwendig. Meist heilt es nämlich nach ungefähr einer

Woche von selbst ab, indem sich die oberste dünne Hautschicht öffnet, der Eiter abfließt und die Entzündung zurückgeht.

Da ein Gerstenkorn ansteckend sein kann, ist es wichtig, dass sich dein Kind regelmäßig die Hände wäscht.

WENN DAS OHR SCHMERZT

Ohrenschmerzen können richtig gemein sein! Du erfährst auf den folgenden Seiten, wie du deinem Kind bei Ohrenschmerzen am besten hilfst, ab wann man von einer Mittelohrentzündung spricht und wie diese behandelt wird.

33 Woher weiß ich, ob mein Kind Ohrenschmerzen hat?

Ein älteres Kind sagt meist, dass ihm die Ohren wehtun. Bei einem Kleinkind oder gar Baby, das noch nicht sprechen kann, kann es jedoch eine Herausforderung sein, zu erkennen, ob es Ohrenschmerzen hat.

Ein Hinweis kann es sein, wenn dein Kind sich häufiger als sonst ans Ohr fasst, daran zieht, es reibt oder auch darauf schlägt. Achtung hier: Kleine Kinder haben viel Freude daran, ihre Ohren zu entdecken und an ihnen zu ziehen. Geschieht dies ganz regelmäßig, ist dein Kind dabei fröhlich und ansonsten völlig gesund, ist es also für gewöhnlich kein Zeichen von Ohrenschmerzen.

Weitere Hinweise auf Ohrenschmerzen können sein:

- ▶ vermehrtes Schreien und Weinen
- ▶ generelle Unzufriedenheit des Kindes
- ▶ unruhiger Schlaf
- ▶ Berührungsempfindlichkeit im Bereich der Ohren
- ▶ schlechteres Ess- oder Trinkverhalten

34 Woher können die Ohrenschmerzen kommen?

Wenn dein Kind Ohrenschmerzen hat, hat es üblicherweise auch Husten oder Schnupfen (gehabt). Durch die Erkältung kommt es nämlich zu einer Schwellung der Schleimhäute im Nasen-Rachen-Bereich und der Ohrtrompete. Letztere ist ein Kanal, der das Mittelohr mit dem Nasen-Rachen-Raum verbindet und es so belüftet. Wird diese Belüftung durch die Schwellung beeinträchtigt, entsteht ein Druckgefühl, das wehtun kann. Vor allem können sich bei einer Erkältung aber auch die Krankheitserreger häufig über diese Ohrtrompete in das Mittelohr ausbreiten. Dadurch kommt es zu einer leichten Reizung und erhöhten Empfindlichkeit bis hin zu einer »richtigen« Mittelohrentzündung.

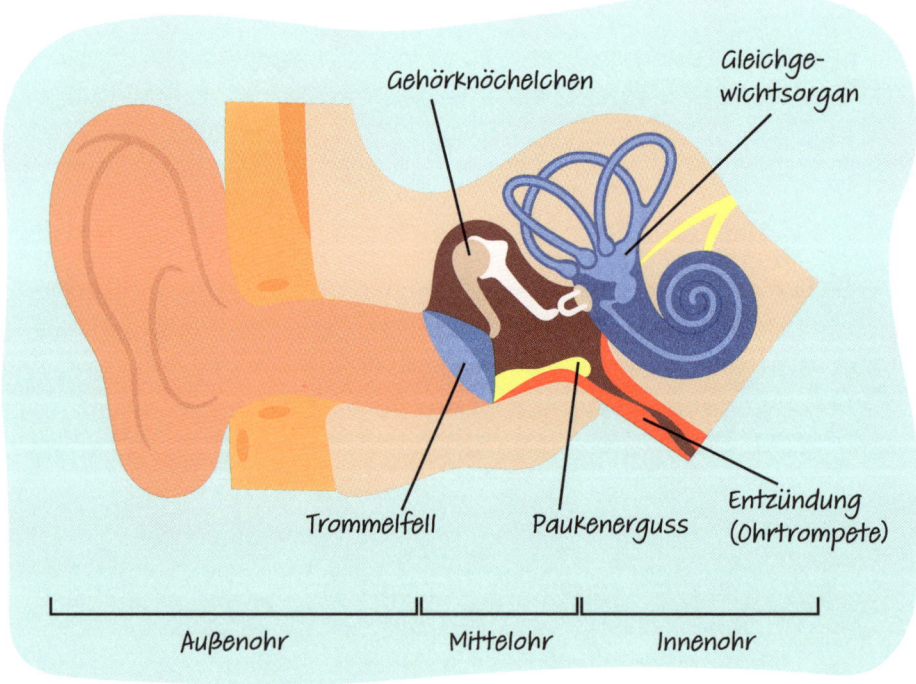

Krankheitserreger können vom Nasen-Rachen-Raum über die Ohrtrompete das Mittelohr erreichen und dort eine Entzündung verursachen.

Die Ohrtrompete ist bei Kindern deutlich kürzer als bei Erwachsenen, sodass sie schneller Mittelohrprobleme bekommen – in den ersten drei Lebensjahren sind deshalb 75 bis 90 Prozent der Kinder mindestens einmal von einer Mittelohrentzündung betroffen.[11]

Zusätzlich zu den starken und oft recht plötzlich einsetzenden Ohrenschmerzen kann es bei einer Mittelohrentzündung zu Erbrechen, Durchfall oder vor allem Fieber kommen. Wenn ein Paukenerguss entstanden ist und das Trommelfell platzt, kann eitrige Flüssigkeit aus dem Ohr herauslaufen. Dann werden die Schmerzen oft besser, da das Mittelohr entlastet ist.

Ob tatsächlich eine Mittelohrentzündung besteht, kannst du leider nicht selbst herausfinden, denn dafür muss man mit einer Ohrenleuchte *(Otoskop)* in das Ohr hineinschauen. Hier wird dann untersucht, wie das Trommelfell aussieht und ob ein Paukenerguss zu sehen ist.

Probleme im Gehörgang

Zeigt dein Kind Hinweise auf Ohrenschmerzen, ist aber sonst eigentlich völlig fit, könnte etwas im Gehörgang stecken. Hierfür kommt ein Schmalzpfropf infrage – Kinder haben oft sehr viel Ohrenschmalz, was erst einmal gut ist, da dieser vor Eindringlingen schützt. Den überschüssigen Schmalz, der aus dem Ohr herauskommt, kann man entfernen. Bitte reinige jedoch nie die Gehörgänge selbst – das kann zu Verletzungen führen oder dazu, dass der Schmalz weiter hineingeschoben wird und erst recht einen Pfropf bildet. Auch nach Wasserkontakt kann es passieren, dass ein kleines Stückchen aufquillt und damit das Ohr verschließt. Das kann unter Umständen sehr schmerzen. Bei Kindern muss man mit allem rechnen: Manchmal sind auch kleine Spielzeugteile, Knetstückchen oder andere Fremdkörper im Ohr zu finden. So oder so: Eine Reinigung oder Entfernung sollten ärztlich erfolgen.

Ohrenschmerzen nach dem Schwimmen können auch durch eine Entzündung des Gehörgangs bedingt sein. Der Gehörgang wird dann meist gesäubert und es werden antibiotische und/oder entzündungshemmende Ohrentropfen verordnet.

35 Was hilft gegen Ohrenschmerzen?

Bei Ohrenschmerzen ist es – wie bei fast allen Schmerzen – am allerwichtigsten, Schmerzmittel zu geben! Hier kommen vor allem die Wirkstoffe Ibuprofen und Paracetamol infrage. Beide lindern Schmerzen und senken Fieber. Ibuprofen ist zusätzlich entzündungshemmend, was bei einer Mittelohrentzündung von Vorteil sein kann. Du solltest auf jeden Fall darauf achten, deinem Kind im Rahmen der empfohlenen Dosierung ausreichend zu geben, damit die Beschwerden wirksam gelindert werden können. Hier helfen die gewichtsabhängigen Dosierungsangaben auf der Medikamentenpackung weiter. Weitere Informationen und Tipps zur Gabe von Schmerzmedikamenten findest du im zweiten Kapitel ab Seite 47.

Abschwellende Nasentropfen für Babys oder Kinder können bei gleichzeitig vorliegender Erkältung mit Schnupfen sehr sinnvoll sein, da sie die Nasenatmung erleichtern. So können das Allgemeinbefinden, der Schlaf und das Trinkverhalten verbessert werden. Sie lindern jedoch nicht die Beschwerden der Mittelohrentzündung selbst oder führen gar zu deren schnellerer Abheilung.

Immer hilfreich bei einer Erkältung – und so auch bei einer Mittelohrentzündung – ist es, deinem Kind ausreichend Flüssigkeit anzubieten. Wärme mittels einer Mütze oder eines Stirnbands oder ein Zwiebelsäckchen auf das Ohr sind übliche Hausmittel. Du kannst sie anwenden, wenn sie für dein Kind angenehm sind. Kuscheln und Ausruhen sind ebenso wichtig und unbedingt empfohlen.

Bitte tropfe deinem Kind kein Öl in die Ohren und verwende keine Ohrentropfen, die nicht ärztlich verordnet wurden. Beides hilft wahrscheinlich nicht und kann sogar schädigend sein, wenn die Flüssigkeit durch ein Loch im Trommelfell ins Mittelohr gelangt.

Da 70 bis 90 Prozent aller Mittelohrentzündungen, egal ob durch Viren oder Bakterien bedingt, ganz von selbst nach wenigen Tagen abheilen[12], ist eine antibiotische Behandlung, insbesondere eine sofortige, bei den meisten Kindern nicht notwendig. Die Gabe von Antibiotika hat kaum einen Einfluss auf die Ohrenschmerzen und kann Komplikationen nicht in relevantem Ausmaß verhindern. Aus diesem Grund wartet man oft erst einmal ein bis zwei Tage ab, bevor weiter über die Therapie entschieden wird. Anders sieht das aus, wenn beispielsweise

▶ das betroffene Kind jünger als zwei Jahre ist,
▶ es Vorerkrankungen (beispielsweise des Ohrs oder des Immunsystems) hat,
▶ die Schmerzen trotz Schmerzmittel sehr stark sind,
▶ hohes Fieber oder Erbrechen besteht,
▶ eitrige Flüssigkeit aus dem Ohr läuft oder
▶ das Kind nur noch wenig trinkt.

Zubereitung eines Antibiotikumsafts

Wird deinem Kind ein Antibiotikum verordnet, erhältst du häufig einen Trockensaft, also ein Pulver. Es sollte zunächst aufgeschüttelt und die Flasche dann mit kaltem Leitungswasser aufgefüllt werden. Beachte exakt die vorgegebene Menge an Flüssigkeit – meist gibt es hierfür eine Markierung auf der Flasche oder dem Etikett. Danach und vor jeder weiteren Gabe sollte die Flasche erneut geschüttelt (aber nicht wieder mit Wasser aufgefüllt) werden, damit sich der Wirkstoff gut verteilen kann. Hinweise zur richtigen Entnahme und Tipps zur Verabreichung von einem Medikamentensaft kannst du ab Seite 47, dort den Fiebersaft betreffend, nachlesen. Dass sich Antibiotika pauschal nicht mit Milch vertragen, stimmt übrigens nicht. Frage am besten direkt beim Kauf in deiner Apotheke nach, ob du das Medikament auch in eine kleine Menge Brei, Mus oder in ein Getränk mischen darfst, um die Verabreichung zu vereinfachen. Beachte unbedingt die Hinweise hinsichtlich der Aufbewahrungstemperatur und Haltbarkeit des zubereiteten Medikamentensafts. Antibiotikum muss, entgegen der weit verbreiteten Annahme, nicht immer eingenommen werden, bis es leer ist, sondern so lange, wie es ärztlich verordnet wurde. Dabei gilt heutzutage: so lange wie nötig, aber so kurz wie möglich.

Trifft einer (oder auch mehrere) der genannten Fälle zu, sind eine zeitnahe ärztliche Behandlung und häufiger auch ein Antibiotikum notwendig.

Sehr selten kommt es durch eine Mittelohrentzündung zu einer eitrigen Entzündung des Knochens hinter dem Ohr *(Mastoiditis)*. Eine Rötung, Schwellung oder Schmerzen hinter dem Ohr oder eine abstehende Ohrmuschel können Warnzeichen dafür sein. Eine ärztliche Behandlung ist dann unbedingt notwendig.

36 Warum hat mein Kind immer wieder Ohrenprobleme?

Von häufigen Mittelohrentzündungen spricht man, wenn ein Kind mindestens dreimal in sechs Monaten oder viermal innerhalb eines Jahres eine ärztlich festgestellte Mittelohrentzündung hatte. Es sind dann in der Regel weitere Untersuchungen empfohlen. Gründe für häufige Mittelohrentzündungen können unter anderem eine erschwerte Mittelohrbelüftung durch zum Beispiel vergrößerte Rachenmandeln (umgangssprachlich »Polypen«) oder (deutlich seltener) ein Immundefekt sein.

Stillen in den ersten sechs Lebensmonaten sowie die Vermeidung von Flaschenfütterung und Schnullern können wahrscheinlich das Erkrankungsrisiko für eine Mittelentzündung reduzieren. Von großer Wichtigkeit ist eine absolut rauchfreie Umgebung. Dein Kind sollte entsprechend den STIKO-Empfehlungen geimpft werden, vielleicht kommt für euch auch die Influenza-Impfung infrage.

Meist kommt es durch eine Mittelohrentzündung zu einem Paukenerguss, der in den allermeisten Fällen aber von allein wieder verschwindet. Sollte er auch nach einigen Monaten noch bestehen, sind ein Hörtest und gegebenenfalls die HNO-ärztliche Mitbehandlung wichtig. Eine dauerhaft verminderte Hörfähigkeit kann zur Sprachentwicklungsverzögerung führen. Bei chronischem Mittelohrerguss wird manchmal (ab einem Alter von drei Jahren) das Aufpusten eines speziellen Ballons über die Nase empfohlen. Eventuell ist eine Operation notwendig, zum Beispiel die Einlage eines Paukenröhrchens, das das Abfließen der angesammelten Flüssigkeit fördert.

WENN DIE NASE LÄUFT

Erkältungen äußern sich am häufigsten durch Schnupfen. Eine verlegte Nasenatmung oder eine laufende Nase können nervig bis richtig belastend sein – beispielsweise durch einen gestörten Nachtschlaf. Auf den nächsten Seiten erhältst du die wichtigsten Informationen rund um die Entstehung und Behandlung von Schnupfen.

37 Wie kommt es zu Schnupfen?

Man hört häufig Sätze wie »Zieh dir deine Mütze an, sonst erkältest du dich!« oder »Das war ja klar, gestern barfuß und heute erkältet ...« Doch Erkältungen werden nicht (allein) durch kühle Füße oder einen kalten Kopf verursacht, sondern vor allem durch Erkältungsviren. Von diesen gibt es sehr viele verschiedene und sie verändern sich ständig – so ist eine Erkältung immer und immer wieder möglich. Manchmal kommt es bei Kindern innerhalb einer Saison so häufig zu Schnupfen, dass man fast das Gefühl hat, der ganze Winter bestehe aus einer einzigen Dauererkältung. Dies ist in den ersten Lebensjahren leider meist ganz normal. Weitere Informationen erhältst du auch im ersten Kapitel ab Seite 15.

Die Viren werden üblicherweise durch Tröpfchen übertragen – vor allem durch Speichel und Schleim aus der Nase oder dem Hals –, die über Sprechen, Niesen oder Husten in der Umgebung verteilt werden. Manchmal fängt das Immunsystem den Erreger ab und wir werden nicht krank. Häufig, vor allem in den ersten Lebensjahren, kommt es aber auch zu einer Erkältung: Die Viren breiten sich in der Nase, im Rachen und im Hals aus, die Schleimhäute schwellen an und es wird mehr Schleim produziert. Es kommt zu Schnupfen, Halsweh, Husten oder Ohrenschmerzen – kurz, eine Erkältung entsteht.

Die bereits angesprochene Kälte kann eine Erkältung begünstigen. Wenn deinem Kind kalt ist, konzentriert sich der Körper darauf, die wichtigsten inneren Organe warm zu halten. Überall sonst verengt er die Gefäße, so auch in der Nase und im Rachen. Diese Bereiche werden weniger durchblutet und damit gelangen möglicherweise auch Zellen des Immunsystems langsamer zu den Stellen, wo Viren sind und sie sie eigentlich schnell bekämpfen sollen, bevor sie sich vermehren. Mütze, Handschuhe und dicke Socken im Winter können also nicht vor einer Erkältung schützen, aber dem Immunsystem gegebenenfalls die Arbeit erleichtern.

Im Winter kommt es generell häufiger zu Erkältungen, am ehesten durch die trockene Luft, in der Viren ein leichteres Spiel haben – sei es durch Heizungs- oder kalte Außenluft. Auch hält man sich häufiger mit vielen Menschen gemeinsam in geschlossenen (engen) Räumen auf.

Schnupfen kann, vor allem im Frühjahr, übrigens auch durch Allergien verursacht werden. Hier reagieren die Schleimhäute nicht auf Viren, sondern auf allergieauslösende Stoffe wie zum Beispiel Pollen. Das Ergebnis ist ähnlich: eine verstopfte oder laufende Nase und häufiges Niesen. Der allergische Schnupfen ist nicht ansteckend.

38 Was hilft bei laufender oder verstopfter Nase?

Bei einer verstopften Nase sind Nasentropfen – für ältere Kinder gegebenenfalls auch Nasenspray – mit abschwellenden Wirkstoffen sehr hilfreich. Dieser Effekt wird durch ein Zusammenziehen der Gefäße und dadurch eine geringere Durchblutung der Nasenschleimhäute erreicht. Durch die Abschwellung kann der Schleim abfließen und die Atmung wird wieder freier. Die enthaltenen Wirkstoffe heißen meist Oxy- oder Xylometazolin. Das musst du dir aber nicht merken – viel wichtiger ist es, darauf zu achten, dass die verwendeten Nasentropfen für das Alter deines Kindes geeignet sind. Sie unterscheiden sich nämlich in ihrer Wirkstoffkonzentration, was vor allem bei Babys und kleinen Kindern von großer Bedeutung ist, um ihnen nicht zu schaden. Ein sogenannter Dosiertropfer erleichtert es, genau einen Tropfen und damit eine kontrollierte und genaue Medikamentenmenge zu verabreichen. Außerdem können Präparate ohne Konservierungsstoffe von Vorteil sein. An die empfohlene Tropfenanzahl und

Häufigkeit der Gabe über den Tag solltest du dich unbedingt halten. Nach spätestens sieben Tagen ist eine Pause von den abschwellenden Nasentropfen erforderlich, da die Schleimhäute sonst zu trocken werden, leichter anfangen können zu bluten oder wiederum anfälliger für Erreger werden. So solltest du bei der Anwendung der Nasentropfen vorgehen:

▶ Sollte der Dosiertropfer neu gekauft sein, pumpe zunächst ein paar Mal (über beispielsweise einem Stück Küchenpapier), bis der erste Tropfen austritt. Dann ist er einsatzbereit.

▶ Reinige oder putze die Nase deines Kindes zunächst, wenn möglich, damit der Wirkstoff ausreichend eindringen kann.

▶ Am besten liegt dein Kind – in deinem Arm oder auf dem Bett oder Sofa – oder neigt zumindest seinen Kopf weit zurück.

▶ Verabreiche die empfohlene Anzahl von Tropfen ins Nasenloch, wobei du optimalerweise die Pipette oder den Dosiertropfer nicht ins Nasenloch einführst.

▶ Verwendest du Nasentropfen mit einer Pipette, ziehe sie noch zusammengedrückt aus der Nase, damit kein Nasensekret hineingesaugt wird.

▶ Beuge den Kopf deines Kindes wieder nach vorne oder bewege ihn leicht hin und her, damit sich die Flüssigkeit verteilt.

▶ Bis zum Wirkeintritt kann es einen kurzen Moment dauern – warte lieber ab, als sofort erneut etwas zu geben.

▶ Reinige die Pipette oder den Dosiertropfer nach der Verwendung.

▶ Jede*r in der Familie sollte eigene Nasentropfen erhalten, um keine Übertragungen zu riskieren.

Statt oder zusätzlich zu abschwellend wirkenden Nasentropfen können auch isotonische Kochsalzlösung oder Meersalznasentropfen verwendet werden. Sie befeuchten die Nasenschleimhäute und verflüssigen zähen Schleim.

Eine Nasendusche oder Spülung der Nase mit einer kleinen Spritze (ohne Nadel) und einer isotonischen Kochsalzlösung kann ebenfalls helfen, wieder für eine freie Nasenatmung zu sorgen. Achte hier auf die genaue Handhabung und halte gegebenenfalls ärztliche Rücksprache.

Kleine Kinder können noch nicht schnäuzen und damit nicht selbstständig das Nasensekret loswerden. Nicht unbedingt notwendig, aber möglich ist es, die Nase mit einem Nasensauger vom Schleim zu befreien. Vorher kannst du auch hier Salznasentropfen verwenden, um den Schleim leichter entfernen zu können. Achte beim Absaugen unbedingt auf die richtige Handhabung (siehe Gebrauchsanweisung). Es reicht normalerweise aus, den Sauger nur ans Nasenloch anzusetzen und ihn nicht hineinzuschieben, um Verletzungen der Schleimhaut zu vermeiden. Verwende ihn auch bitte nicht zu häufig. Wenn sich dein Kind sehr gegen das Absaugen wehrt, solltest du lieber davon absehen – es regt sich auf und bekommt noch schwerer Luft.

»Nase hochziehen macht man nicht!« Das mag sein, dennoch kann das Hochziehen für das Mittelohr und die Nasennebenhöhlen sogar besser sein als Schnäuzen. Der Nasenschleim wird heruntergeschluckt und landet im Magen, wo er völlig unschädlich ist.

Feuchte Schleimhäute können das Wohlbefinden bei Schnupfen verbessern. Achte also auf eine ausreichende Trinkmenge sowie Feuchtigkeit der Raumluft (40 bis 60 Prozent). Beim Schlafen sollte der Raum am besten immer, und insbesondere bei Erkältung, kühl sein (16 bis 18 Grad Celsius). Achte dabei natürlich darauf, dass dein Kind warm genug angezogen ist. Das Inhalieren von isotonischer Kochsalzlösung über einen Feuchtvernebler kann den Nasenschleim ebenfalls etwas verflüssigen und die Schleimhäute der Atemwege befeuchten. Einen nachgewiesenen Vorteil gibt es nicht, aber wenn es deinem Kind danach besser geht und du ein solches Gerät zur Verfügung hast, teste es ruhig aus. Lasse dein Kind niemals über Gefäßen mit heißer Flüssigkeit inhalieren, da das Verbrühungsrisiko hoch ist.

Achtung: Ätherische Öle wie Pfefferminz, Kampfer oder Eukalyptus können bei kleinen Kindern zu Atemnot und anderen gefährlichen Symptomen führen. Sie sind deshalb für sie tabu! Erkältungsbalsame enthalten weniger starke ätherische Öle, die deinem Kind vielleicht guttun, wenn du damit Nasenflügel, Brust, Rücken oder die Füße einreibst. Auch sie können jedoch zu Reizungen oder allergischen Reaktionen führen. Achte deshalb immer darauf, dass sie explizit bereits für das Alter des Kindes gedacht sind und trage sie sparsam und nur auf die empfohlenen Stellen auf. Je näher der Balsam an den Atemwegen deines Kindes ist, desto intensiver wirkt er. Bei Babys solltet man besser ganz darauf verzichten.

Oft wird empfohlen, Muttermilch in die Nase des Kindes zu geben. Da sie unter anderem entzündungshemmende Substanzen enthält, kann das bei gereizten Nasenschleimhäuten oder einer Erkältung möglicherweise helfen. Beachte jedoch, dass die klebrige Muttermilch die Nase auch noch mehr verstopfen kann.

Wenn die Nase läuft und oft geputzt wird, ist die Haut schnell gereizt. Wische deshalb besser die Nase sanft ab, reibe sie nicht und verwende dünne Papier- oder weiche Stofftücher. Regelmäßiges Auftragen einer fettreichen Pflege – es gibt auch spezielle Wundsalben für die Nase – kann wunder Haut vorbeugen oder sie schneller abheilen lassen.

39 Ist mein Kind ansteckend, wenn es Schnupfen hat?

Vielleicht stellst du dir die Frage, ob dein erkältetes Kind in die Kita, zu den Großeltern oder den Freund*innen darf. Wenn es wegen einer Erkältung – nicht wegen beispielsweise einer Allergie – Schnupfen hat, ist es potenziell immer ansteckend. Das liegt daran, dass Erkältungen durch Viren ausgelöst werden, und diese können auch von einer Person auf die andere übertragen werden. Ob das tatsächlich passiert und vor allem, ob und wie stark sich die andere Person dadurch auch erkältet, lässt sich allerdings kaum vorhersagen.

Die ersten Tage mit Symptomen sind am ansteckendsten. Und je stärker dein Kind erkältet ist, desto eher ist es wahrscheinlich ansteckend. Die Infektiosität nimmt dann ab einem bestimmten Punkt der Erkältung ab und ist im Verlauf kaum mehr relevant. Je nach Viren und auch je nach Immunsystem des erkrankten Kindes kann die Ansteckungsgefahr jedoch ganz unterschiedlich sein. Zusammenfassend gibt es daher keine medizinisch klar begründbare Grenze, wann exakt ein erkältetes Kind für andere ansteckend ist und wann nicht.

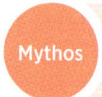

BEI GRÜNEM ODER GELBEM NASENSCHLEIM WIRD ES ERNST

Oft wird grünem oder gelbem Nasenschleim nachgesagt, dass das Kind jetzt besonders ansteckend sei. Das kann man aber pauschal so nicht sagen. Wenn der Schleim besonders viele Abwehrzellen enthält, verfärbt er sich durch diese. Sie selbst sind aber – im Gegensatz zu den Viren – nicht ansteckend. Die gelbe oder grüne Farbe des Schleims zeigt also lediglich, dass das Immunsystem gerade fleißig arbeitet, wie eigentlich immer bei einer Erkältung.

Auch kommen die bei auffälligem Schleim manchmal befürchteten Nasennebenhöhlenentzündungen bei Kindern, vor allem in den ersten Lebensjahren, nur selten vor. Die luftgefüllten Hohlräume sind bei Geburt noch sehr klein und bilden sich in den ersten Lebensjahren erst nach und nach aus. Auch hat ein Kind mit solch einer Entzündung meist zusätzlich Fieber, Kopf- oder Gesichtsschmerzen – nicht nur gelben oder grünen Nasenschleim.

Wenn dein Kind erkältet ist, ist beim Kontakt zu Babys, älteren oder vorerkrankten Personen Vorsicht geboten – ansonsten sind die meisten gewöhnlichen Erkältungsviren häufiger lästig als gefährlich. Wie so oft ist also zur Beantwortung einer Frage wie »Kita – ja oder nein?« wichtig: Wie geht es deinem Kind denn insgesamt? Wenn es fit und fröhlich ist und außer der laufenden Nase keine anderen Symptome hat, spricht, wenn die Hausregeln nichts anderes sagen, nichts gegen einen Kitabesuch.

40 Mein Baby hat eine verstopfte Nase oder niest – ist es erkältet?

Niesen ist bei Babys, vor allem in den ersten Lebenswochen, in den meisten Fällen kein Hinweis auf eine Erkältung. Vor allem, wenn dein Säugling ansonsten keinerlei Symptome hat, ist ein Infekt eher unwahrscheinlich. Das Niesen ist bei allen Menschen ein Reflex, der hilft, unliebsame Eindringlinge wie Staubflusen aus der Nase zu befördern. Da Babys zum größten Teil durch die Nase atmen und diese noch sehr klein ist, führen kleinste Teilchen bereits zum Reinigungsreflex. Daher niesen Babys oft.

Aufgrund der engen Atemwege kommt es bei den Kleinen ebenfalls häufig vor, dass die Nase verstopft ist – ganz ohne Erkältung. Läuft ein bisschen Milch beim Trinken hinein, schwillt die Schleimhaut minimal an oder bildet sich ein Popel, ist die Nase sehr schnell verstopft und es kann zu schnorchelnden Geräuschen kommen. Dies kann vor allem beim Trinken zu Schwierigkeiten führen, weil dein Baby schlechter Luft bekommt. Helfen können, wie auch bei einem Schnupfen, das Hineintropfen von isotonischer Kochsalzlösung, sehr vorsichtiges Absaugen oder das Spülen der Nase. Wenn es nicht anders geht, kannst du auch abschwellende Nasentropfen verwenden. Hier ist aber Vorsicht geboten: Es muss unbedingt die richtige Dosierung mit dem richtigen Präparat für Babys erfolgen. Im Zweifel sollte wie immer ärztliche Rücksprache gehalten werden – je jünger dein Kind, desto eher.

Auch ein Baby kann sich aber natürlich erkälten. Wenn es beispielsweise gleichzeitig hustet, ist es wahrscheinlich krank und hat nicht nur eine verstopfte Nase. Da das Immunsystem bei Babys noch nicht vollständig ausgereift ist, sollte man im Krankheitsfall vorsichtiger sein und es bei Auffälligkeiten lieber früher als später ärztlich untersuchen lassen. Damit es erst gar nicht zu einer Erkältung deines Babys kommt, sollten kranke Kinder – so gut es geht – von ihm ferngehalten werden. Das ist bei Geschwisterkindern natürlich schwierig, aber zumindest der Kuss direkt ins Gesicht kann während eines Infekts vielleicht unterbleiben.

WENN DER MUND WEHTUT

Die Mundschleimhaut ist ein sensibler Bereich – schon kleine wunde Stellen können erfahrungsgemäß sehr wehtun. Wenn dann auch noch die ersten Zähne durchbrechen oder dein Kind mit Mundfäule erkrankt, bringt das oft einige Schmerzen mit sich. Auf den folgenden Seiten erfährst du mehr über die Hintergründe dieser Beschwerden und wie sie erfolgreich gelindert werden können.

41 Woran erkenne ich, dass mein Kind zahnt und was hilft jetzt?

Ab dem Ende des ersten Lebenshalbjahrs brechen beim Baby die ersten Zähnchen durch, für gewöhnlich die Schneidezähne. Auch wenn Zahnen Teil der normalen Entwicklung ist, kann es Kind und Eltern einiges abverlangen. Die 20 Zähne des Milchgebisses führen immerhin fast zwei Jahre lang zu Beschwerden. Dein Kind speichelt während des Zahnens wahrscheinlich sehr ausgeprägt, steckt sich alles Mögliche in den Mund und kaut darauf herum, weint und quengelt mehr. Es ist möglich, dass es in dieser Zeit sein Trinkverhalten verändert, deutlich gereizter und unruhiger ist und schlechter schläft. Manchmal sind seine Wangen gerötet oder es hat eine leicht erhöhte Temperatur. Wichtig: Zahnen verursacht kein Fieber und auch keinen Durchfall. Mehr hierzu erfährst du ab Seite 42. Wenn du in den Mund hineinschaust, kannst du vielleicht sehen, dass das Zahnfleisch an der betroffenen Stelle leicht gerötet oder geschwollen ist, und möglicherweise wirst du auch die Vorwölbung durch den kommenden Zahn entdecken.

Die beiden wichtigsten Hilfsmittel, die gegen die Schmerzen helfen: Kälte und Druck! Um beides zu kombinieren, gibst du deinem Kind am besten etwas Kühles, auf dem es herumkauen kann. Hier eignet sich sehr gut ein Beißring mit Wasser- oder Gelfüllung, der vorher im Kühlschrank war. Auch auf einem nasskühlen Waschlappen kann dein Kind gut herumkauen. Wenn dein Baby es zulässt, kannst du mit sanftem Druck deines

Fingers die betroffene Zahnleiste massieren. Dazu kann auch ein für die Mundpflege bestimmter Fingerhut mit Noppen verwendet werden.

Wenn dein Kind bereits andere Getränke als Milch zu sich nimmt, kann ungesüßter Kamillentee beruhigend auf das Zahnfleisch wirken. Es gibt auch Zahnungsgels mit Kamille und anderen Kräutern. Dies kann man ausprobieren. Ausschlaggebend sind aber Druck und Kälte.

Wenn alles nicht hilft und die Zahnungsschmerzen dein Kind leiden lassen oder vom Schlafen abhalten, ist gegebenenfalls die Gabe eines Schmerzmittels notwendig. Weiteres dazu wird im zweiten Kapitel ab Seite 47 erklärt. Medikamente dürfen nicht regelmäßig verabreicht werden, aber Kinder sollten auch keine Schmerzen ertragen müssen. Wenn wir Zahnschmerzen haben, nehmen wir ja ebenfalls eine Schmerztablette, wenn nichts anderes hilft.

Nur zurückhaltend oder gar nicht zu empfehlen

Beachte bitte, dass kühle Karotten oder andere harte Lebensmittel ebenfalls helfen können, aber in kleinere Bestandteile gebrochen oder gebissen werden und in die Atemwege gelangen können *(Aspiration)*. Aus demselben Grund, und der nach einiger Zeit entstehenden Verkeimung, ist auch das Kauen auf einer Veilchenwurzel nicht ratsam. Bitte gib deinem Kind nichts aus dem Tiefkühlfach, das ist zu kalt für die Mundschleimhaut und kann sie verletzen.

Lasse dein Kind keine Bernsteinkette tragen. Sie hat keine bewiesene Wirkung, kann aber das Kind verletzen oder es sogar strangulieren, wenn es mit der Kette hängen bleibt. Wenn die Kette reißt, kann es die einzelnen Steine auch einatmen oder verschlucken.

Es gibt auch Zahnungsgels, die ein örtlich betäubendes Medikament enthalten. Der Effekt ist jedoch begrenzt. Da das Kind das Gel recht schnell wieder herunterschluckt, wird es häufig erneut gegeben, wodurch es zu einer nicht ungefährlichen Überdosierung kommen kann. Auch kann das Gel den Rachen betäuben, was deinem Baby Probleme machen kann. Beachte also unbedingt die Packungsanleitung und verwende das Medikament, wenn überhaupt, nur in geringen Mengen. Ein festgestellter positiver Effekt stellt sich allgemein bei den Zahnungsgels oft durch den leckeren Geschmack und die Süße ein, die dein Kind kurzzeitig zufriedener machen kann. Das sollte aber nicht der (einzige) Grund sein, weshalb du das Arzneimittel anwendest.

Wichtig: Ab dem ersten Zahn stehen sowohl Zähneputzen als auch die erste zahnärztliche Früherkennungsuntersuchung an.

42 Wie kommt es zu Aphthen oder Mundfäule?

Hat dein Kind eine oder wenige wunde Stellen im Mund, kann es sich um Aphthen handeln. Das sind schmerzhafte, entzündliche Läsionen der Mundschleimhaut. Sie sind meist weißlich belegt, haben einen rötlichen Rand und können überall im Mund- und Rachenraum vorkommen. Besonders oft treten sie an der Zunge, den Innenseiten der Lippen oder Wangen auf.

Warum Aphthen entstehen, weiß man nicht ganz genau. Stress, eine Erkältung, Nährstoffmangel, eine familiäre Veranlagung, kleine Verletzungen oder Reibungen kommen als denkbare Auslöser infrage. Aphthen sind nicht ansteckend. Sie heilen innerhalb einiger Tage bis Wochen wieder ab.

Bei der sogenannten Mundfäule entstehen viele schmerzhafte Bläschen auf einmal im Mund. Der Name der Erkrankung kommt vom oft entstehenden starken Geruch. Ursächlich für die Mundfäule ist eine erstmalige Infektion mit *Herpes-simplex*-Viren Typ 1. Wenn die Viren im Laufe des Lebens bei Stress oder Infekten reaktiviert werden, tritt der bekannte Lippenherpes auf. Es ist auch möglich, dass die Erstinfektion unbemerkt abläuft und das erste Mal, dass man die Viruserkrankung offensichtlich sieht, direkt schon der Lippenherpes ist. Von der Mundfäule sind meist Kleinkinder betroffen. Außer den sehr schmerzhaften wunden Stellen der gesamten Mundschleimhaut einschließlich des Zahnfleisches und der Lippen sind die Kinder meist deutlich krank mit Abgeschlagenheit, hohem Fieber und manchmal auch geschwollenen Lymphknoten am Hals. Häufig verweigern sie aufgrund der Schmerzen Nahrung und Getränke. Mundfäule ist bei sonst gesunden Kindern normalerweise nicht gefährlich, birgt aber aufgrund dieser Verweigerung das (eher seltene) Risiko, dass es zu einem Flüssigkeitsmangel kommt und eine Infusion im Krankenhaus notwendig wird. Welche Anzeichen für eine unzureichende Flüssigkeitsaufnahme sprechen, erfährst du im Abschnitt über Magen-Darm-Infekte ab Seite 112. Mundfäule ist hochansteckend. Der Kontakt zu anderen, insbesondere zu immunschwächeren Personen einschließlich Babys, sollte vermieden werden. Erst nach ungefähr ein bis drei Wochen, wenn die Bläschen im Mund vollständig abgeheilt sind, ist die Ansteckungsgefahr vorbei.

Auch bei der Hand-Fuß-Mund-Erkrankung kann es zu vielen Bläschen und wunden Stellen im Mund kommen. Informationen hierzu gibt es in der entsprechenden Frage ab Seite 158.

43 Was kann ich bei wunden Stellen im Mund tun?

Schmerzen aufgrund von Aphthen oder Bläschen im Mund werden für gewöhnlich symptomatisch behandelt. Da dein Kind nun häufig weniger trinkt, ist es unerlässlich, dass du ihm regelmäßig etwas zum Trinken anbietest, um einen Flüssigkeitsmangel zu vermeiden – gegebenenfalls mit einem Strohhalm, wenn das angenehmer für die schmerzenden Lippen ist. Außerdem befeuchtet Flüssigkeit die Schleimhäute, was möglicherweise die Schmerzen reduziert.

(Kühler) Salbei- oder Kamillentee kann die Mundschleimhaut beruhigen. Ansonsten können die betroffenen Stellen auch mit einem Kamillenextrakt, Zahnungsgel oder einer Tinktur mit örtlich betäubendem Wirkstoff betupft werden (unbedingt die Dosierungsanweisungen beachten). Dexpanthenol-Lösung kann die Wundheilung unterstützen. Ältere Kinder können mit antiseptischen Lösungen oder Kamillenextrakt den Mund spülen – bitte nicht bei kleinen Kindern anwenden, sie könnten die Wirkstoffe herunterschlucken.

Zögere nicht, deinem Kind ein Schmerzmedikament zu geben. Dies hilft oft am besten gegen die nicht zu unterschätzenden Schmerzen. Informationen zur Anwendung erhältst du im zweiten Kapitel ab Seite 47.

Die richtigen Lebensmittel bei wunden Stellen im Mund

Achte bei Schmerzen im Mund darauf, dass dein Kind keine harten, scharfkantigen, salzigen, heißen oder scharfen Speisen zu sich nimmt. Diese können zu weiteren Schleimhautschäden führen und vor allem schmerzen. Weichgekochte und abgekühlte Kartoffeln oder Nudeln, Reis, Breie oder Joghurt werden häufig gut vertragen. Nach dem Essen sollte dein Kind etwas trinken und damit den Mund ausspülen, damit mögliche verbliebene Essensreste nicht die Schleimhaut reizen. Auch Getränke sollten nicht sauer sein: lieber Kamillen- statt Früchtetee und eher Wasser oder Milch als Saft. Eine vorherige Kühlung der Getränke kann angenehm für dein Kind sein.

WENN DER HALS KRATZT

Essen und Trinken fallen schwer, selbst den eigenen Speichel herunterzuschlucken schmerzt und oft kommt es zu Fieber: Halsschmerzen kennt fast jede*r. Was du tun kannst, wenn sie dein Kind betreffen, und welche Anzeichen darauf hindeuten können, dass es nicht »nur« normaler Halsschmerz, sondern eine eitrige Mandelentzündung oder Scharlach ist, erfährst du auf den folgenden Seiten.

44 Woher kommen Halsschmerzen und wie kann ich sie lindern?

Wenn dein Kind eine Erkältung hat, entzünden sich durch die sich breitmachenden Viren die Schleimhäute der oberen Atemwege, also der Nase und des Rachens. Das äußert sich durch Reizung, Rötung – und häufig Schmerzen.

Möglicherweise klagt dein Kind vor allem nach dem Aufwachen über Halsweh, weil der Hals über Nacht trocken werden kann und sich oft fester Schleim ansammelt. Bei kleinen Kindern, die sich noch nicht über Sprache ausdrücken können, fallen Halsschmerzen vor allem durch ein schlechteres Trink- und Essverhalten oder vermehrtes Speicheln auf – weil jedes Schlucken schmerzt. Wenn die Entzündung bis zum Bereich des Kehlkopfs reicht, werden das Schreien oder die Stimme heiser. Die Reizung und der Schleim im Hals können zu Husten führen. Zum Halsweh durch Erkältungsviren gesellen sich meist auch Schnupfen und, vor allem bei Kleinkindern, Fieber.

Um die Halsschmerzen erträglicher zu machen, ist ausreichend Flüssigkeit wichtig. Dein Kind muss nicht mehr trinken als sonst auch (außer es hat Fieber), aber ein trockener Hals tut mehr weh als ein feuchter. Biete deinem Kind also immer wieder Wasser an oder auch etwas Tee mit Kamille, Salbei oder Thymian. Manchmal helfen warme Getränke, den Schleim etwas zu verflüssigen, oft ist aber auch Kühles schmerzlindernd. Probiere es einfach aus und schaue, was für dein Kind am angenehmsten ist. Milch hat keinen großen Vorteil, verschleimt aber entgegen weitverbreitetem Mythos den Hals auch nicht zusätzlich. An Speisen eignen sich bei starken Schmerzen meist weiche Lebensmittel wie Brei, Püree, Joghurt oder auch mal die beliebte Eiscreme.

Kalte oder warme Wickel um den Hals können guttun. Auch hier gilt es auszuprobieren, was das Kind als angenehm empfindet. Heiß oder sehr kalt sollten die Wickel bitte niemals sein. Generell kann ein Schal um den Hals sinnvoll sein, um ihn warm zu halten.

Für Kinder, die schon etwas älter sind und Bonbons lutschen können, gibt es Lutschtabletten mit örtlich betäubendem Wirkstoff. Aber auch das Lutschen von wirkstofffreien Bonbons regt die Speichelproduktion an und wirkt damit schmerzlindernd. Zubereitungen mit Honig (erst ab einem Jahr!) und/oder Zwiebelsaft können ebenfalls als lindernd empfunden werden.

Wie so häufig wichtig: Meist stärker wirksam als alle lokal angewandten Mittel sind Schmerzmedikamente. Wenn dein Kind eindeutige Schmerzen hat, solltest du die Gabe also nicht unnötig hinauszögern. Ungefähr eine halbe Stunde vor dem Anbieten von Speisen gegeben, können sie zu einem besseren Ess- oder Trinkverhalten führen. Weitere Informationen zu Schmerz- und Fiebermedikamenten findest du ab Seite 47. Wer Halsschmerzen hat, ist für gewöhnlich auch ansteckend. Die Erkältungsviren können über Tröpfcheninfektion übertragen werden.

45 Was sind Anzeichen für eine Mandelentzündung und was hilft?

Die Tonsillen *(tonsillae palatinae)* – oder auch Gaumenmandeln – befinden sich rechts und links am Übergang zwischen Mundhöhle und Rachen und sind ein Teil des Immunsystems. Bei kleinen Kindern sind sie noch sehr aktiv und häufig vergrößert, im späteren Leben werden sie dann zunehmend kleiner. Die Mandeln sind bei Infekten nicht nur aktiv als Teil des Immunsystems an der Bekämpfung der Erreger beteiligt, sondern können sich auch selbst anstecken. Bei einer Entzündung sind sie meist gerötet und vergrößert.

Die Mandelentzündung kann durch typische Erkältungsviren bedingt sein. Wenn durch sie die oberen Atemwege betroffen sind, kann dies auch

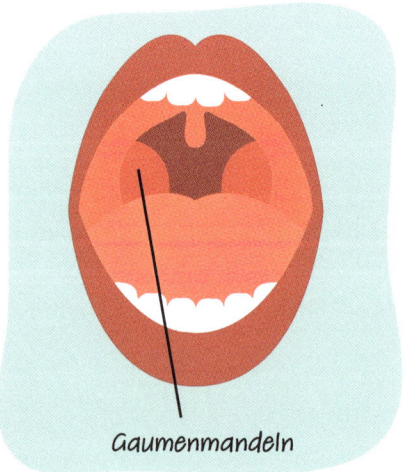

Gaumenmandeln

Die Gaumenmandeln deines Kindes kannst du am besten sehen,
wenn es die Zunge weit herausstreckt und laut »A« sagt.

auf die Mandeln übergreifen und Halsschmerzen und oft auch Fieber verursachen. Gegen Viren hilft wie immer kein Antibiotikum, sondern es
nützen nur Maßnahmen zur Linderung der Beschwerden.

Die eitrige Mandelentzündung

Eine bakterielle Mandelentzündung wird am häufigsten durch *Streptokokken A* verursacht. Die Mandeln sind gerötet und geschwollen und
manchmal sieht man rote Punkte am Gaumen. Oft – aber nicht immer –
sind eitrige Beläge auf den Mandeln.

Hier hilft doch jetzt ein Antibiotikum, oder? Die unbefriedigende Ant-
wort lautet: Es geht so. Man muss erst einmal wissen, ob überhaupt Bakterien schuld an den Halsbeschwerden sind. Manchmal werden hierfür
in der Praxis oder im Krankenhaus ein Abstrich und damit ein Schnelltest
auf Streptokokken A durchgeführt. Aber auch das hilft nicht immer weiter, weil bei ungefähr zehn Prozent der Kinder und Jugendlichen die Bakterien immer im Mund »wohnen«, ohne dass sie Krankheitssymptome
verursachen (asymptomatische Träger*innen).[13] Ob der positive Test nun
durch »harmlose« oder »Mandelentzündungs-Streptokokken« verursacht wurde, weiß man leider nicht. Daher achtet man eher oder zumindest zusätzlich auf bestimmte Anzeichen, die auf eine durch Streptokokken bedingte Mandelentzündung hinweisen können. Dazu gehören ein
plötzlicher Beginn der Beschwerden, starke Schmerzen, ein deutliches
Krankheitsgefühl, Fieber, Übelkeit, Erbrechen, Bauchschmerzen oder
schmerzhafte Lymphknoten. Wenn gleichzeitig Husten, Schnupfen, eine
Bindehautentzündung oder Heiserkeit bestehen, ist wiederum die Wahrscheinlichkeit einer viral bedingten Mandelentzündung deutlich höher.
Wichtig zu wissen ist auch, dass Kinder unter zwei Jahren nur sehr selten
eine Mandelentzündung mit Streptokokken bekommen. Antibiotika können (wenn wirklich Bakterien die Verursacher sind) die Krankheitsdauer
verkürzen, allerdings nur um knapp einen Tag. Komplikationen kommen
selten vor und Folgeerkrankungen durch Streptokokken wie das rheu-
matische Fieber gibt es in Deutschland kaum mehr. Sie können durch
eine antibiotische Therapie auch nicht nachweislich verhindert werden.
Deshalb ist man mittlerweile mehr und mehr davon abgekommen, jede

Mandelentzündung antibiotisch zu behandeln. Stattdessen entscheidet man nach den Beschwerden und der Krankheitsschwere des Kindes. Manchmal ist dann ein Antibiotikum sinnvoll oder notwendig. Was es bei der Zubereitung des Medikamentensafts zu beachten gibt, kannst du ab Seite 75 nachlesen. Welche symptomatische Therapie bei Halsschmerzen hilft, erfährst du ab Seite 88.

Wie erwähnt kommt es bei Mandelentzündungen selten zu Komplikationen. Warnzeichen können dennoch sein, dass die Erkrankung sich nach einigen Tagen gar nicht bessert oder sogar verschlechtert, dein Kind schwerer Luft bekommt, den Mund nicht mehr gut öffnen kann, kaum mehr trinkt oder generell sehr krank wirkt.

Eine Mandelentzündung mit Streptokokken A ist ansteckend. Die Kita oder Schule darf dein Kind – sofern es fit genug ist – üblicherweise 24 Stunden nach Beginn der Antibiotikatherapie wieder besuchen, ohne antibiotische Therapie frühestens nach vollständigem Abklingen der Symptome. Die meisten Beschwerden einer Mandelentzündung gehen nach spätestens einer Woche von selbst wieder zurück.

Immer wieder Mandelentzündung

Ab sechs ärztlich diagnostizierten und behandelten bakteriellen Mandelentzündungen in einem Jahr kommt in der Regel eine Operation in Frage. Heutzutage werden die Mandeln seltener als früher operiert und anstatt sie vollständig zu entnehmen, wird immer häufiger eine Teilentfernung durchgeführt. Ob und welche Operation für dein Kind infrage kommt, muss ärztlich besprochen werden.

46 Woran erkenne ich Scharlach und was kann ich tun?

Dein Kind hat einen Ausschlag und du weißt nicht genau, wovon? Einer der üblichen Verdächtigen ist dann oft der Scharlach. Im Regelfall gilt:

Scharlach = bakterielle Mandelentzündung + Hautausschlag

Scharlach ohne eine Mandelentzündung ist selten. Meist sind die erkrankten Kinder zwischen 5 und 15 Jahre alt und haben neben den Schluckbeschwerden und Fieber eine sogenannte Himbeerzunge (gerötete Zunge) und einen feinfleckigen Hautausschlag. Dieser beginnt am Oberkörper und weitet sich von dort aus auf Hals, Arme und Beine aus – die Haut in der Leistenregion kann sich wie Sandpapier anfühlen. Der Bereich um den Mund wird häufig vom Ausschlag verschont, sodass es aussieht, als wäre das Kind hier sehr blass. Nicht erschrecken: Nach dem Abheilen der Erkrankung kann sich die Haut von Handinnenflächen und Fußsohlen schuppen. Scharlach wird für gewöhnlich antibiotisch behandelt, bei nur gering ausgeprägten Symptomen ist dies aber nicht unbedingt notwendig. Darüber hinaus helfen Flüssigkeit und Schmerzmittel. Weitere Informationen zur symptomatischen Therapie von Halsschmerzen findest du ab Seite 88.

Scharlach ist ansteckend. Die Kita oder Schule darf, sofern das Kind fit genug ist, üblicherweise 24 Stunden nach Beginn der Antibiotikatherapie wieder besucht werden, ohne antibiotische Therapie erst nach vollständigem Abklingen der Symptome. Übrigens: Man kann leider mehrmals im Leben an Scharlach erkranken.

WENN DER HUSTEN QUÄLT

Husten ist selten angenehm, aber spätestens, wenn er zu schlaflosen Nächten führt, wünscht man sich ihn einfach nur weit, weit weg. Auf den nächsten Seiten erfährst du, was eigentlich hinter Husten steckt, was am besten hilft und wie du eine Bronchitis erkennen kannst.

47 Warum hustet mein Kind?

Husten ist ein Schutzreflex des Körpers, mit dem er Eindringlinge wie Schleim, Staub oder Krankheitserreger hinausbefördern möchte. Wie auch Fieber ist er also keine Krankheit, sondern ein Anzeichen für etwas – bei Kindern am häufigsten dafür, dass sie eine Erkältung haben. Die entzündeten und gereizten Atemwege sagen dann: »Los, Husten, hier sind ganz viele Viren und Schleim – mach das mal weg!« Erst einmal sehr sinnvoll und schlau. Da es aber zahlreiche Erkältungen in den ersten Lebensjahren gibt, kann der Husten anstrengend für dein Kind und belastend für die ganze Familie werden. Es ist hilfreich zu wissen, aus welchem Bereich der Atemwege der Husten kommen kann. Dies hängt nämlich eng mit seiner möglichen Harmlosigkeit zusammen.

In den meisten Fällen kommt es bei einer Erkältung durch eine Rachenentzündung zu Husten – man könnte also »Halshusten« sagen. Auch wenn er durch Heiserkeit oder Schleim tief oder brodelnd klingen

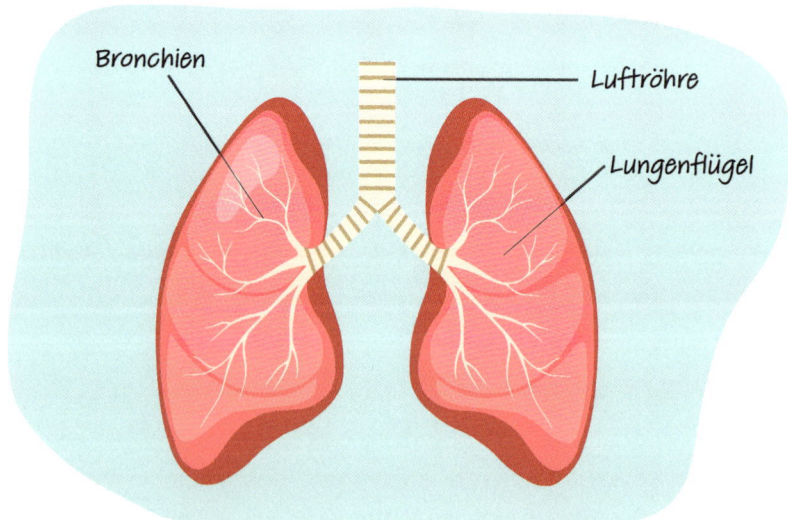

Husten kann durch eine Rachenentzündung entstehen, aber eher selten durch eine Bronchitis oder Lungenentzündung.

kann – die Lunge ist bei dieser Ursache normalerweise frei und der Husten meist harmlos.

Sollte der Infekt eine Etage tiefer gewandert sein, kann der Husten aus den Bronchien kommen, also Anzeichen einer Bronchitis sein. Sie ist eine häufige Kindererkrankung, kommt jedoch deutlich seltener vor als der »Halshusten«. Wie du eine Bronchitis erkennst und was gegen sie hilft, erfährst du ab Seite 100.

Letztendlich kann die Lunge selbst betroffen sein, also das Lungengewebe und die Lungenbläschen: Es kommt zu einer Lungenentzündung. Sie ist glücklicherweise im Vergleich zum »Halshusten« und zur Bronchitis selten. Sollte dein Kind davon betroffen sein, ist es typischerweise sichtlich krank, atmet schnell und fiebert. Vielleicht hat es auch Bauchschmerzen.

Warnzeichen bei Husten

Ein Erkältungshusten heilt für gewöhnlich von selbst ab. Sollte der Husten stark sein, schon länger andauern oder es deinem Kind generell nicht gut gehen, ist eine Abklärung natürlich sinnvoll. Insbesondere und spätestens in folgenden beispielhaften Fällen solltest du ärztliche Hilfe aufsuchen:

▶ Dein Kind ist jünger als ein Jahr alt.
▶ Dein Kind trinkt kaum mehr – insbesondere, wenn es noch ein Baby ist.
▶ Dein Kind atmet schneller als sonst. Aber: Fieber erhöht die Atemfrequenz ebenfalls.
▶ Dein Kind zeigt Zeichen einer Atemanstrengung: Beim Atmen bewegen sich also die Nasenflügel mit oder die Haut zwischen oder unter den Rippen wird eingezogen.
▶ Dein Kind ist blass oder hat bläuliche Lippen.
▶ Du hörst Atemgeräusche, die du sonst von deinem Kind nicht kennst.
▶ Dein Kind hatte einen plötzlichen Hustenanfall und hustet danach weiterhin oder hat Atemnot. Das kann auf eine Aspiration hindeuten, also zum Beispiel eingeatmete Kleinteile.

Husten kann auch ein Anzeichen für andere Erkrankungen als eine Erkältung sein. Mehr erfährst du auf den nächsten Seiten. Du kannst dir aber
hier schon einmal merken: Es gibt ernstere Ursachen von Husten, die er-
kannt und behandelt werden müssen – in den meisten Fällen ist Husten
aber harmlos.

48 Was hilft bei Husten am besten?

»Hex, hex, der Husten ist weg!« Das wäre schön. Wegzaubern lässt sich
der Erkältungshusten nicht, aber man kann ihn immerhin etwas erträglicher machen. Wie bei den meisten Infekten der oberen Atemwege ist eine
ausreichende Feuchtigkeit auf den Schleimhäuten wohltuend. Sie kann
den Hustenreiz lindern und den Schleim lösen. Biete deinem Kind also
regelmäßig warme Getränke an, womöglich auch Hustentee und achte
auf eine kühle und nicht zu trockene Raumluft (Luftfeuchtigkeit 40 bis
60 Prozent). Bei älteren Kindern können zusätzlich Lutschtabletten den
Hals befeuchten. Du kannst dein Kind mit isotonischer Kochsalzlösung
inhalieren lassen, wenn es das gerne und freiwillig macht. Es gibt hier keine bewiesene Wirkung gegen Husten, kann aber als lindernd empfunden
werden. Beachte aber: Kinder dürfen aufgrund von Verbrühungsgefahr
niemals über Gefäßen mit heißem Wasser inhalieren! Es ist ausschließlich
ein für Kinder bestimmtes Inhalationsgerät zu verwenden. Hast du dieses
nicht zu Hause, kannst du den beim Baden entstehenden Wasserdampf
nutzen. Beachte aber, dass dein Kind nicht baden sollte, wenn es gerade
fiebert, da das zu anstrengend für seinen Kreislauf wird.

Bei einer verstopften Nase atmet dein Kind durch den Mund und bekommt dadurch einen trockenen Hals. Außerdem läuft meist Nasenschleim nach hinten in den Rachen. Beides führt zu mehr Husten.
Abschwellende Nasentropfen können dies verhindern. Nähere Informationen hierzu erhältst du ab Seite 78.

In Apotheken und Drogerien gibt es ein großes Angebot an Husten-
medikamenten und -säften. In wissenschaftlichen Studien überzeugen

sie jedoch leider alle nicht wirklich. Pflanzliche Schleimlöser mit Efeu, Thymian oder Primel – auch in Kombination – kommen noch am ehesten infrage, wenn du einen Hustensaft geben möchtest. Man sollte aber auch hier mögliche Nebenwirkungen und Kosten mit dem fraglichen bis geringen Nutzen abwägen. Wenn dein Kind den Saft freiwillig einnimmt, gut verträgt und du eine Besserung bemerkst, kann es eine Option sein.

Hausmittel bei Husten

Eine Alternative zum kommerziellen Hustensaft kann (Fenchel-)Honig sein. Es gibt Hinweise darauf, dass das bewährte Hausmittel eine positive Wirkung bei Erkältung und Husten haben kann. Honig soll antientzündlich wirken und der enthaltene Zucker die Hustenrezeptoren blockieren, sodass Reizhusten abgemildert wird. Deshalb ist er auch vor dem Schlafengehen – und vor dem Zähneputzen – ein guter Tipp, um nächtliches Husten zu reduzieren. Dein Kind kann den Honig einfach direkt vom Löffel schlecken.

Wichtig: Kinder unter einem Jahr dürfen keinen Honig verzehren!

Auch die Zwiebel soll antientzündlich wirken und ihre Dämpfe sollen Schleim verflüssigen. Wenn du dieses Hausmittel ausprobieren möchtest, kannst du beispielsweise gehackte Zwiebeln in einem Sieb mit Honig übergießen und den so entstandenen Zwiebelhonigsaft (erneut: nicht unter einem Jahr) als selbstgemachten Hustensaft anbieten. Du kannst auch eine aufgeschnittene Zwiebel auf dem Nachttisch oder ein über dem Bett aufgehängtes Säckchen mit kleingeschnittenen Zwiebeln ausprobieren.

Vielleicht tun deinem Kind warme Brustwickel mit einem Tuch oder Wachs (spezielle Wachswickel erhältlich) gut: Die Muskeln zwischen den Rippen entspannen sich und es kann ihm wieder etwas leichter fallen, durchzuatmen. Außerdem kannst du den Oberkörper deines Kindes mit Kissen erhöhen, wodurch es vielleicht etwas freier atmen kann.

Nicht oder nur ausnahmsweise zu empfehlen

Zu den Mitteln, die bei Husten nicht zu empfehlen sind, gehören nichtpflanzliche Schleimlöser mit dem Wirkstoff Ambroxol. Salbutamolspray erweitert die Bronchien und ist daher nicht sinnvoll, wenn keine gesicherte Bronchitis vorliegt. Auch Hustenstiller sind nur selten sinnvoll, da insbesondere bei schleimigem Husten das Abhusten ein sehr wichtiger Reflex ist, der nicht einfach unterdrückt werden sollte. Bei ausschließlichem Reizhusten und deutlich gestörtem Nachtschlaf können Hustenstiller, am ehesten mit dem Wirkstoff Noscapin, nach ärztlicher Verordnung probiert werden. Ätherische Öle wie Menthol, Pfefferminz, Kampfer, Eukalyptus oder Thymian können bei kleinen Kindern unter anderem Atemnot auslösen und damit gefährlich werden. Verwende diese bitte nicht für dein Kind oder in der Nähe deines Kindes. Speziell für (Klein-)Kinder geeignete Erkältungsbalsame können zurückhaltend verwendet werden – vielleicht beruhigt dein Kind ein liebevolles Einreiben des Brustkorbs. In den ersten zwei Lebensjahren sollte besser darauf verzichtet werden. Antibiotika helfen beim viralen Erkältungshusten nicht und werden normalerweise lediglich gegeben, wenn eine bakterielle Lungenentzündung vermutet wird.

Vorbeugung von Hustenerkrankungen

Zur Vorbeugung schwerer Hustenerkrankungen sind die Impfungen gegen *Pneumokokken, Haemophilus influenzae Typ B* und Keuchhusten wichtig. Diese werden von der STIKO regulär ab dem Alter von acht Wochen empfohlen. Gegebenenfalls kommt für euch auch die jährliche Influenza-Impfung infrage. Und: Kinder, die Passivrauch ausgesetzt sind, können häufigere und länger andauernde Erkältungskrankheiten und damit auch öfter Husten haben. Mit einem Rauchverzicht (auch draußen) hilfst du deinem Kind in vielerlei Hinsicht.

Allgemein lässt sich zur Behandlung von Husten sagen, dass er leider zur Erkältung dazugehört, lästig und nervig ist, eines der zuverlässigsten und wirksamsten Hausmittel aber immer noch die Geduld ist.

49 Mein Kind hustet schon so lange, ist das schlimm?

Langandauernder Husten kann sehr anstrengend sein, hat aber glücklicherweise oft harmlose Gründe. Erst einmal kann sich der Husten bei gewöhnlichen Virusinfekten rund zwei bis vier Wochen lang hinziehen, ohne dass Grund zur Sorge bestehen muss. Darüber hinaus haben Kinder, wie auch im ersten Kapitel ab Seite 15 beschrieben, in den ersten Lebensjahren häufig Infekte. Reihen sich diese einzelnen Erkältungen eng aneinander, kann es manchmal ebenfalls zu wochenlangem Husten kommen. Schließlich gibt es den sogenannten postinfektiösen Husten, bei dem die Schleimhäute der Atemwege auch noch mehrere Wochen nach dem eigentlichen Infekt empfindlich sind und auf kleinste Reize mit Husten reagieren – auch wenn das Kind gar nicht mehr krank ist.

Spätestens wenn ein Kind länger als vier Wochen Husten hat, ist eine ärztliche Abklärung sinnvoll. Bestenfalls wird dir die Ärztin oder der Arzt einen der oben genannten harmlosen Gründe bestätigen. Ansonsten:

▶ Manchmal kann längerer oder häufig wiederkehrender Husten für eine beginnende Asthmaerkrankung sprechen (ab Seite 102).

▶ Bei einer chronisch verstopften Nase läuft das Nasensekret ständig nach hinten ab und verursacht ebenfalls Dauerhusten. Hier kann eine HNO-ärztliche Abklärung sinnvoll sein.

▶ Kinder, die Passivrauch ausgesetzt sind, können chronisch husten. Spätestens jetzt ist ein Rauchverzicht der Eltern unabdingbar.

▶ Die unerkannte Aspiration eines Fremdkörpers, beispielsweise einer Erdnuss, kann zu langandauerndem Husten führen.

▶ In seltenen Fällen haben Kinder mit Dauerhusten chronisches Sodbrennen, bei dem der Magensaft in die Atemwege gerät und sie reizt.

▶ Es gibt auch einen Gewohnheitshusten (habitueller Husten), bei dem das Kind nach einem Infekt immer weiter hustet, obwohl es gar nicht mehr krank ist. Ein Hinweis darauf kann sein, dass es nachts oder bei Ablenkung nicht hustet, dafür bei Aufmerksamkeit oder Anspannung umso mehr.

Es gibt noch einige andere und zum Teil sehr seltene Ursachen für Husten, die der Arzt oder die Ärztin im Rahmen der Untersuchung im Blick haben wird.

Noch ein Tipp: Allgemein, aber insbesondere bei langanhaltendem Husten kann es sehr hilfreich für die ärztliche Beurteilung sein, den Husten deines Kindes auf Video festzuhalten.

50 Woran erkenne ich eine Bronchitis und was hilft?

Eine Bronchitis ist eine Entzündung der Bronchien, also der unteren Atemwege. Dadurch schwellen die Schleimhäute an, es wird mehr Schleim produziert und die ohnehin schon kleinen Atemwege verengen sich. Deshalb spricht man auch von einer verengenden *(obstruktiven)* Bronchitis. Sie tritt vor allem im Säuglings- und Kleinkindalter auf und wird am häufigsten durch Virusinfekte verursacht.

Hat dein Kind eine Bronchitis, ist es für gewöhnlich erkältet und fiebert möglicherweise auch. Es hustet stark und oft etwas anders klingend als sonst. Der Husten ist zunächst trocken und wird dann eher schleimig. Durch eine erschwerte und oft verlängerte Ausatmung entsteht ein pfeifendes Geräusch. Bei Atemnot wird die Atmung schneller, die Nasenflügel bewegen sich beim Atmen mit oder die Haut wird zwischen oder unter den Rippen beim Atmen eingezogen. Durch die erhöhte Atemanstrengung sind kleine Kinder schnell erschöpft und trinken auch oft nicht mehr gut. Eine Übersicht der Warnzeichen bei Husten findest du auf Seite 95. Es gibt jedoch auch bei der obstruktiven Bronchitis, wie bei den meisten Krankheiten, verschiedene Verläufe. Während manche Kinder zeitnah ärztlich behandelt werden müssen, haben viele auch nur eine leichte oder nicht mal als solche erkannte Bronchitis, die dann auch ganz von selbst wieder verschwindet.

Da eine Bronchitis für gewöhnlich durch Viren verursacht wird, helfen keine Antibiotika. Es gibt auch keine ursächliche Therapie, sie heilt von selbst wieder ab. Zur Linderung der Beschwerden ist vor allem die

Gabe von Fiebermitteln, abschwellenden Nasentropfen oder ausreichender Flüssigkeit sinnvoll. Genaueres zur generellen Behandlung von Husten kannst du ab Seite 96 nachlesen. Ein spezieller Bestandteil der symptomatischen Therapie einer obstruktiven Bronchitis ist das Inhalieren von Salbutamol. Dieser Wirkstoff weitet die Bronchien, erleichtert so die Atmung und kann das Abhusten von Schleim unterstützen. Durch die Inhalation kommt das Medikament direkt dort an, wo es wirken soll und die Auswirkungen auf den restlichen Körper sind gering. Optimal ist ein Spray (Dosieraerosol) mit einer Inhalationshilfe. Ansonsten gibt es auch eine Inhalationslösung für einen elektrischen Feuchtvernebler. Salbutamol wird deinem Kind ärztlich verordnet und dabei werden die Dosis und Dauer der Gabe genau besprochen. Einmal inhaliert, wirkt es nach ungefähr fünf Minuten für einige Stunden.

Inhalation von Salbutamol bei Babys und Kleinkindern

Beim Inhalieren von Salbutamolspray ist es wichtig, dass das Einatmen genau mit dem Auslösen des Sprays koordiniert wird. Da Säuglinge und Kleinkinder das noch nicht bewusst kontrollieren können, erhalten sie eine Inhalierhilfe (einen sogenannten Spacer).

▶ Stecke die Inhalierhilfe zusammen, schüttle das Spray und befreie es von der Schutzkappe.

▶ Stecke es in das dafür vorgesehene Ende der Inhalierhilfe.

▶ Am anderen Ende befindet sich die Atemmaske, die eine altersabhängige Größe hat. Die Maske wird deinem Kind, das aufrecht (!) auf deinem Schoß sitzt, dicht auf Mund und Nase aufgesetzt. Sie muss rundum eng am Gesicht anliegen.

▶ Nun löst du den Sprühstoß aus.

▶ Dein Kind atmet einige Male ein und aus. Normalerweise werden ungefähr vier Atemzüge empfohlen, das kann aber je nach Alter variieren und sollte im Vorhinein ärztlich besprochen werden. Wenn dein Kind sich wehrt – was leider passieren kann – ist das ungünstiger, aber auch hier können ein paar Schreie abgewartet werden, da es nach jedem Mal einatmet wird.

Du kannst Abwehr und Angst deines Kindes möglicherweise reduzieren, indem es vorher schon mal mit der Inhalierhilfe und insbesondere der Maske spielen darf, damit es sie kennt. Für den Spacer gibt es statt der Atemmaske auch ein Mundstück, falls dein Kind schon so alt ist, dass es dieses fest umschließen kann. Der Spacer sollte regelmäßig mit Seifenwasser gereinigt und danach luftgetrocknet werden.

Eine Alternative zum Spray, wenn beispielsweise auf Reisen keine Inhalierhilfe verfügbar ist, können Salbutamol-Tropfen zum Einnehmen sein. Die Wirkung tritt allerdings später ein und die Nebenwirkungsrate ist höher.

51 Immer wieder Probleme mit den Bronchien – könnte es Asthma sein?

Das sogenannte *Asthma bronchiale* ist eine chronische Erkrankung der Atemwege. Diese sind dabei dauerhaft entzündet und überempfindlich gegenüber verschiedenen Reizen. Durch eine Verengung der Bronchien kommt es zu wiederkehrenden Phasen mit pfeifender oder brummender Atmung, Luftnot, Kurzatmigkeit oder (nächtlichem) Husten. Typische Auslöser für die Beschwerden sind Infekte (»häufig Bronchitis«), körperliche Anstrengung oder Allergene wie Pollen, Tierhaare oder Hausstaubmilben. Auch reagieren viele Kinder auf Tabakrauch, starke Emotionen oder eine bestimmte Wetterlage.

Die Diagnose Asthma wird normalerweise mithilfe einer Lungenfunktionsuntersuchung gestellt. Hierfür führt dein Kind in der Arztpraxis verschiedene Atemaufgaben an einem Gerät durch, das den Atemstrom misst. Es muss dafür gut mitarbeiten können und das ist in der Regel frühestens ab vier Jahren der Fall. Ist dein Kind jünger, muss die Krankheitsgeschichte ausreichen, um eine Verdachtsdiagnose zu stellen. Häufig wird ein Allergietest über die Haut oder das Blut durchgeführt, was in jedem Alter möglich ist.

Hat ein Kind Asthma oder zumindest oft Probleme mit den Bronchien, zum Beispiel häufig eine obstruktive Bronchitis, gibt es zur Behandlung verschiedene Medikamente. Am häufigsten wird ein Kortisonspray zum

Inhalieren verordnet. Der Wirkstoff vermindert die Entzündungsreaktion in den Bronchien und macht sie weniger empfindlich, sodass es seltener zu Atemproblemen, Husten, gefährlichen Asthmaanfällen oder schweren Krankheitsverläufen kommt. Da der Wirkstoff zum größten Teil direkt in der Lunge wirkt, können bei richtiger Anwendung und modernen Präparaten systemische Nebenwirkungen weitgehend vermieden werden. Zur Inhalation ist bei kleineren Kindern immer eine Inhalationshilfe notwendig. Die richtige Technik wird dir anhand des Beispiels von Salbutamol auf Seite 101 erklärt. Sehr wichtig ist es, dem Kind nach der Inhalation von Kortison etwas zu essen zu geben, um die Entstehung eines Pilzes im Mund oder in der Speiseröhre zu verhindern. Das Kortisonspray zeigt für gewöhnlich erst nach mehreren Tagen bis Wochen seine vollständige Wirkung und ist daher ein langfristiges Medikament, das normalerweise für mindestens einige Wochen oder Monate gegeben wird. Für akute Beschwerden wird weiterhin das schnell wirksame Salbutamol empfohlen. Die guten Nachrichten: Bei vielen Kindern mit Asthma »verwächst« sich die Erkrankung noch im Laufe der Kindheit oder Jugend.

52 Was ist Pseudokrupp und woran erkenne ich ihn?

Vielleicht hast du schon von Pseudokrupp gehört oder so einen Anfall selbst erlebt. Das steckt dahinter: Durch einen Infekt mit Erkältungsviren entzünden sich die Schleimhäute der Luftröhre im Bereich des Kehlkopfs. Das führt zu einer Schwellung und Atemnot. Die Viren können über Tröpfcheninfektion übertragen werden, verursachen jedoch bei der anderen Person nicht unbedingt einen Pseudokrupp, sondern vielleicht auch einfach »nur« einen Schnupfen oder etwas Heiserkeit. Säuglinge und Kleinkinder sind besonders anfällig dafür, durch Erkältungsviren einen Pseudokrupp-Anfall zu erleiden, da sie noch sehr enge Atemwege haben: Die Luftröhre ist nur ungefähr so schmal wie ein Strohhalm. Daher kommt es schon bei einer geringen Schwellung zu Atemnot. Schulkinder sind nur noch sehr selten von Pseudokrupp betroffen.

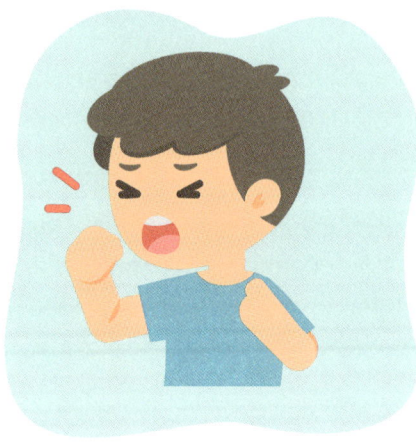

Ein plötzlich aufgetretener, bellender Husten ist ein klassisches Anzeichen eines Pseudokrupp-Anfalls.

Manchmal beginnt die Erkrankung mit einer Erkältung oder leicht erhöhter Temperatur, typischerweise aber völlig ohne Vorwarnung: Dein Kind wacht nachts mit bellendem Husten, Heiserkeit oder einem auffälligen Geräusch beim Einatmen, das an einen Seehund erinnert, auf. Häufig kommt es nur zu einem einmaligen Anfall, manchmal wiederholt er sich in der darauffolgenden Nacht. Tagsüber ist dein Kind wahrscheinlich beschwerdefrei oder zeigt nur leichte Anzeichen der Erkrankung.

53 Was hilft bei einem Pseudokrupp-Anfall?

Bei einem Pseudokrupp-Anfall hat dein Kind meist akute Atemnot, die bei dir wahrscheinlich Panik auslöst. Auch dein Kind hat selbstverständlich große Angst, da es nicht versteht, was auf einmal los ist und warum es so schwer Luft bekommt. Es kann dir viel Sicherheit geben, wenn du in der Akutsituation schon weißt, dass sich ein Pseudokrupp-Anfall in den allermeisten Fällen schnell und recht einfach wieder beenden lässt. Folgendes kann dabei helfen:

▶ **Ruhe bewahren und vermitteln** ist das absolute A und O! Je mehr du es schaffst, dein Kind zu beruhigen, desto besser bekommt es Luft. Deshalb heißt es nun: medizinisch verordnetes Kuscheln! Auch gutes Zureden (»Gleich wird es wieder besser!« »Wir schaffen das!«), Singen oder Ablenkung mit einem Buch oder mit Bildschirmmedien können helfen – du weißt am besten, was dein Kind braucht, um sich zu beruhigen. Halte es so im Arm, dass es aufrecht sitzt. Häufig wirkt auch kalte Luft – von draußen oder vom Kühlschrank – beruhigend und kann helfen.

▶ **Ein Saft** (oder Zäpfchen) mit Kortison kann dann gegeben werden, wenn Ruhe allein nicht helfen sollte. Dieser ist verschreibungspflichtig und wird meist nach einem ersten Pseudokrupp-Anfall verordnet, sodass er für das nächste Mal vorrätig ist. Das Kortison führt zu einer Abschwellung der Schleimhäute und so ebenfalls zu einer freieren Atmung. Es dauert ungefähr 20 bis 30 Minuten, bis es wirkt.

Es kann angenehm für dein Kind sein, wenn es nach dem Anfall in einem gut gelüfteten, kühlen (16 bis 18 Grad Celsius) Raum mit ausreichend hoher Luftfeuchtigkeit (40 bis 60 Prozent) schläft. Dein Kind sollte außerdem ausreichend trinken. Bei begleitender Erkältung können abschwellende Nasentropfen die Atmung erleichtern. Passivrauch reizt die Atemwege und sollte unbedingt vermieden werden.

Spätestens, wenn die Tipps gegen Pseudokrupp nicht helfen und die Atemnot weiterhin besteht, solltest du ärztliche Hilfe einholen. Auch ein leiser werdendes Atemgeräusch, Kurzatmigkeit, Pfeifen bei der Ausatmung, Blässe, bläuliche Lippen, eine »kloßige« Sprache, hohes Fieber oder Schläfrigkeit sind Warnzeichen und müssen ernst genommen werden. In den allermeisten Fällen ist der Pseudokrupp-Anfall aber zu Hause erfolgreich behandelbar und schnell wieder vorbei.

54 Was sind RS-Viren und für wen sind sie gefährlich?

Die RS-Viren *(Respiratorische Synzytial-Viren)* sind typische Verursacher einer Erkältung bei Groß und Klein. In der Regel machen alle Kinder in den ersten zwei Lebensjahren eine erste Infektion durch. Die Viren kommen am häufigsten zwischen Herbst und Frühling vor, sind sehr ansteckend und werden vor allem über Tröpfcheninfektion übertragen. Sie können eine recht harmlose Erkältung mit Fieber, Schnupfen oder

Husten, aber auch eine Entzündung der unteren Atemwege (Bronchiolitis oder Lungenentzündung) verursachen. Insbesondere bei Frühgeborenen, Babys (vor allem unter drei Monaten) und Kindern mit Vorerkrankungen des Herzens, der Lunge oder des Immunsystems können die RS-Viren zu einer schweren Erkrankung führen. Dann kommt es zu einem schlechteren Trinkverhalten, Atempausen oder einer schnelleren oder angestrengteren Atmung bis hin zur Erschöpfung. Spätestens dann muss dein Kind ins Krankenhaus: Hier kann es überwacht werden, Flüssigkeit über eine Infusion und zusätzlichen Sauerstoff bekommen. Eine stationäre Behandlung ist aber glücklicherweise nur in seltenen Fällen notwendig.

Oft weiß man auch gar nicht, dass ein Kind durch RS-Viren erkrankt ist, da nicht bei jeder Erkältung mit Husten auf den verursachenden Erreger getestet wird. Das ist auch gut so, denn es gibt ohnehin keine wirksame ursächliche Therapie gegen die Viren. Von Bedeutung ist die Bestimmung vor allem im Krankenhaus.

Die Behandlung einer RSV-Erkrankung besteht darin, die Symptome zu lindern. Ausreichende Trinkmengen, Freihalten der Nase oder Fiebermittel sind jetzt wichtig. Salbutamolspray hilft – im Gegensatz zur Behandlung bei Bronchitis – nicht. Weil die RSV-Bronchiolitis aber oft nicht sicher von der obstruktiven Bronchitis unterschieden werden kann, wird es manchmal trotzdem verordnet. Antibiotika helfen ebenfalls nicht.

Die Erkrankung dauert meist ein bis zwei Wochen. Da sich die geschädigten Schleimhäute der Atemwege erst wieder vollständig regenerieren müssen, kann der Husten manchmal sogar mehrere Wochen anhalten. Während der Erkrankung solltet ihr zu Hause ausreichende Hygienemaßnahmen durchführen und insbesondere den Kontakt zu Babys und chronisch Erkrankten vermeiden.

Es kann bei reifgeborenen Babys einen gewissen Nestschutz vor RS-Viren durch mütterliche Antikörper geben, allerdings nur in den ersten Lebenswochen. Man kann nach Erstinfektion immer wieder erkranken, allerdings werden die Kinder mit dem Alter und mit jeder Infektion weniger schwer krank. Für die ersten ein bis zwei Lebensjahre wird für Kinder, die ein erhöhtes Risiko für einen schweren Verlauf haben – wie bestimmte Frühgeborene – im Herbst und Winter eine monatliche passive Immunisierung empfohlen, bei der Antikörper gegen die Viren in den Muskel verabreicht werden – ein bisschen wie eine sehr kurz wirksame Impfung.

55 Woran erkenne ich die »echte« Grippe und was hilft?

»Mein Kind hat eine Grippe!« Damit ist meist umgangssprachlich eine starke Erkältung gemeint. Eine »echte« Grippe hat dein Kind, wenn es an Influenzaviren erkrankt ist. Diese unterscheiden sich insofern nicht von Erkältungsviren, als dass sie auch hauptsächlich über Tröpfcheninfektion übertragen werden und zu Husten, Schnupfen oder Fieber führen. Bezogen auf die Intensität und Dauer verläuft die Erkrankung jedoch manchmal schwerer, bis hin zur Notwendigkeit einer Krankenhausbehandlung. Es kann zu einer Lungen- oder Mittelohrentzündung kommen. Kinder mit bestimmten Vorerkrankungen, beispielsweise des Herzens oder der Lunge, haben ein hohes Risiko von Komplikationen im Falle einer Influenza-Erkrankung.

Während es auch asymptomatische oder milde Verläufe gibt, wird das von Influenzaviren betroffene Kind klassischerweise plötzlich und deutlich krank mit hohem Fieber, Kopf- oder Halsschmerzen und starkem Krankheitsgefühl. Es kommt oft ein trockener Reizhusten dazu, der manchmal über Wochen bestehen bleibt.

Ob dein Kind an Influenzaviren erkrankt ist, kann man nur mit einem Abstrich herausfinden. Dieser wird allerdings in der Arztpraxis nicht immer durchgeführt, da er oftmals keinerlei Konsequenzen für die Therapie hat. Diese besteht vor allem aus körperlicher Schonung, abschwellenden Nasentropfen, ausreichender Trinkmenge sowie Fieber- und Schmerzmitteln. Manchmal ist es wichtig, die Viren zu entdecken, damit Risikopersonen vor einer Ansteckung geschützt werden können.

Eine Influenza-Erkrankung dauert ungefähr eine Woche. Da es verschiedene Influenzaviren gibt und sie sich jedes Jahr verändern, kann man die Grippe leider immer wieder bekommen.

Impfung gegen Influenza

Die STIKO empfiehlt die jährliche Impfung offiziell nur Kindern mit Vorerkrankungen. Sie rät jedoch bei allen anderen nicht davon ab. Die WHO empfiehlt sie hingegen für alle Kinder im Alter von sechs Monaten bis fünf Jahren. Das ist sehr sinnvoll, weil Kleinkinder – neben älteren Personen – am häufigsten im Krankenhaus behandelt werden müssen. Außerdem sind Kinder beim Influenzavirus Hauptüberträger, also mitverantwortlich für die Verbreitung der Viren. Sollte es regelmäßigen Kontakt mit Schwangeren, Vorerkrankten oder Großeltern geben, kann man diese durch die Impfung des Kindes womöglich schützen. Vor allem bei Kindern, die in die Kita gehen, sollte die Impfung in Betracht gezogen werden. Im Oktober oder November ist der beste Zeitpunkt für die jährliche Impfung, weil die Grippewelle meist ab Jahresbeginn ihren Höhepunkt hat. Für Kinder ab zwei Jahren gibt es neben der üblichen Spritze auch einen Impfstoff als Nasenspray.

56 Mein Kind hat COVID-19 – was muss ich jetzt wissen?

Ein Kind, das sich mit SARS-CoV-2 ansteckt, hat tatsächlich häufig gar keine oder nur sehr wenige Symptome. Es kann aber auch zu Husten, Schnupfen, Müdigkeit, Fieber, Kopfweh, Halsschmerzen, Störungen des Geruchs- oder Geschmackssinnes, Erbrechen oder Durchfall kommen. Ohne Test ist COVID-19 also oft kaum von einer Erkältung oder einem Magen-Darm-Infekt zu unterscheiden.

Bei der Behandlung von COVID-19 steht die Linderung von Symptomen im Vordergrund. Dazu gehören Fieber- und Schmerzmedikamente, abschwellende Nasentropfen, körperliche Schonung und eine ausreichende Trinkmenge. Eine ursächliche, also antivirale, Therapie wird nur bei schweren Verläufen eingesetzt. Bei einer SARS-CoV-2-Infektion sind Kontakte, insbesondere zu vorerkrankten Personen, Schwangeren oder Babys, möglichst zu vermeiden.

Falls du dir nun Sorgen machst: COVID-19 verläuft bei sonst gesunden Kindern in den meisten Fällen mild. Sie müssen deutlich seltener als Erwachsene im Krankenhaus behandelt werden. Schwere Verläufe, meist mit einer Lungenentzündung, betreffen vor allem Kinder mit Vorerkrankungen – wie der Lunge oder des Herzens – oder Babys, sind aber selten.

Es kann auch bei Kindern zu Long COVID kommen. Dabei leiden sie noch mehr als vier Wochen nach der eigentlichen Infektion unter beispielsweise Müdigkeit, einer Schlafstörung, Kurzatmigkeit oder Kopfschmerzen. Long COVID ist jedoch bei Kindern unter zwölf Jahren sehr selten. Eine ebenfalls sehr seltene Komplikation von COVID-19 ist das sogenannte *pädiatrische multisystemische Entzündungssyndrom* (PIMS), also eine Entzündung von verschiedenen Organsystemen bei Kindern: Wenige Wochen nach einer Infektion mit den Coronaviren zeigen die betroffenen Kinder hohes Fieber, Bauchschmerzen, Erbrechen, Durchfall oder einen Hautausschlag. Das Krankheitsbild ist schwer, aber in der Regel im Krankenhaus gut behandelbar.

Es gibt auch für Kinder eine Impfung gegen COVID-19. Sie schützt vor schweren Verläufen und ist insbesondere bei Kindern mit bestimmten Vorerkrankungen wichtig. Die aktuellen Impfempfehlungen kannst du auf der Website des Robert Koch-Instituts nachlesen.

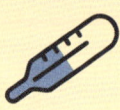

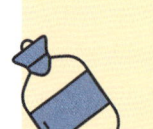

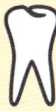
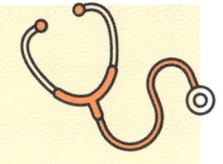

BAUCH UND UNTERLEIB

SCHMERZHAFTE PROBLEME

Eigentlich ist der Bauch ein schöner Körperteil: Wir entscheiden frei aus dem Bauch heraus, haben Schmetterlinge im Bauch, und nicht zuletzt ist dein Kind in deinem Bauch groß geworden. Wenn er aber drückt und pikst, fühlt er sich plötzlich gar nicht mehr so schön an. In diesem Kapitel erfährst du, was am besten bei einem Magen-Darm-Infekt hilft, woher Bauchschmerzen kommen, wie du eine Verstopfung behandeln kannst oder eine Blasenentzündung erkennst. Los geht's, frag' mir ein Loch in den Bauch!

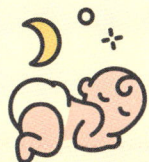

WENN MAGEN UND DARM VERRÜCKTSPIELEN

Kaum etwas ist so fies wie Erbrechen und Durchfall. Wenn dein Kind sich durch einen Magen-Darm-Infekt quält, kann das wirklich belastend sein. Umso wichtiger ist es, dass du weißt, wie du ihm helfen kannst und bei welchen Anzeichen ärztliche Hilfe notwendig ist.

57 Wie kommt es zu einem Magen-Darm-Infekt und wie erkenne ich ihn?

Man spricht von Durchfall, wenn der Stuhlgang plötzlich in der Konsistenz vermindert ist – also weicher oder flüssiger wird – und deutlich häufiger auftritt. Das bedeutet mehr als dreimal pro Tag oder mindestens zweimal mehr als sonst üblich. Der Stuhlgang ist oft übelriechend und kann mit Blähungen oder Bauchweh einhergehen. Zusätzliche Übelkeit und Erbrechen sind häufig. Manchmal kommt es zu Fieber. Es ist auch möglich, dass dein Kind einen Magen-Darm-Infekt hat, der sich nur durch Erbrechen, nur durch Bauchweh und Fieber oder nur durch Durchfall zeigt. Hat ein Kind jegliche akut einsetzenden Bauchprobleme, liegt es sehr häufig an einem Infekt.

Mit Abstand am häufigsten verantwortlich für einen Magen-Darm-Infekt sind Viren – in erster Linie Noro- und Rotaviren. Sie sind hoch ansteckend und verbreiten sich hauptsächlich über eine Schmierinfektion: Geraten kleinste Stuhlreste nach dem Toilettengang an die Hände, werden die enthaltenen Viruspartikel beim Berühren von Oberflächen oder Gegenständen auf sie übertragen. Wenn eine andere Person nun dorthin fasst und danach mit der Hand an den Mund kommt, kann sie sich schon anstecken. Die Viren sind sehr umweltresistent, können also tage- bis wochenlang auf Oberflächen »warten«, bis sie jemand »mitnimmt« – deshalb ist gute Hygiene während und nach einer Infektion auch so wichtig. Selten kann es auch zu einer Ansteckung durch Tröpfcheninfektion kommen, wenn du zum Beispiel ganz nah an deinem gerade erbrechenden

Kind bist und die Luft einatmest, in der kleinste Tröpfchen des Erbroche-nen schweben.

Vor allem bei Säuglingen und Kleinkindern können Magen-Darm-In-fekte manchmal schwerer verlaufen und über den entstehenden Flüssig-keitsmangel und Verschiebungen des Elektrolythaushalts gefährlich wer-den. Elektrolyte sind Mineralstoffe im Blut wie Natrium oder Kalium. Weil für diese schweren Verläufe besonders häufig die Rotaviren verantwort-lich sind, wird seit 2013 in Deutschland für Babys ab dem Alter von sechs Wochen von der Ständigen Impfkommission die Schluckimpfung gegen Rotaviren empfohlen. Sie verringert die Ansteckungsrate und schützt über zwei bis drei Jahre vor schweren Verläufen und Krankenhausaufent-halten.

Seltener ist Durchfall und Erbrechen bakteriell bedingt, dann hat das Kind möglicherweise Blut im Stuhl und Fieber. Die verantwortlichen Bak-terien sind vor allem Campylobacter oder Salmonellen, die beispielsweise durch den Verzehr roher tierischer Produkte wie Fisch, Fleisch oder Eiern übertragen werden. Parasiten oder Würmer sind in Deutschland selten ein Grund für akute Magen-Darm-Beschwerden.

Durchfall und Erbrechen bei Babys

Bei Säuglingen befürchten viele Eltern, dass es schwierig sei, zwischen normalem Stuhlgang und Durchfall sowie zwischen Spucken und Erbre-chen zu unterscheiden. Denn in den ersten Lebensmonaten haben Ba-bys, insbesondere wenn sie vollständig durch Muttermilch ernährt wer-den, durchaus bis zu zehnmal am Tag sehr flüssigen Stuhlgang, ohne dass dies eine Krankheit ist. Auch ist es bei Säuglingen meist völlig normal, dass sie häufig spucken. »Richtiges« Erbrechen ist jedoch deutlich stärker und normalerweise sofort als solches zu erkennen. Kommt es außerdem zu anders gefärbtem, noch flüssigerem oder übelriechendem oder deut-lich mehr Stuhlgang, vermehrten oder stinkenden Blähungen oder sogar erhöhten Temperaturen bis Fieber, ist ein Infekt sehr wahrscheinlich.

Tatsächlich wird außerhalb des Krankenhauses der Stuhl bei einem Magen-Darm-Infekt aber auch normalerweise gar nicht erst auf die verursachenden Viren, Bakterien, Parasiten oder Würmer untersucht, da die Therapie fast immer die gleiche bleibt, egal welcher Erreger.

Übrigens kann das Stillen deines Babys das Risiko, dass es an einem Magen-Darm-Infekt erkrankt, reduzieren.

58 Welche Maßnahmen helfen beim Magen-Darm-Infekt am besten?

Ein Kind mit Magen-Darm-Infekt ruht sich meist ganz intuitiv aus und schläft mehr. Stoßlüften, ein frischer zitroniger Geruch oder das erhöhte oder linksseitige Liegen können bei Übelkeit helfen. Bei Bauchweh ist Wärme oft angenehm – verwende hierfür ein Kirschkernkissen oder eine Wärmflasche mit warmem Wasser. Gekochtes Wasser oder fehlende Stoffschichten zwischen Haut und Wärmequelle können schnell zu Unfällen oder Verbrennungen führen.

Hat dein Kind einen Magen-Darm-Infekt, kann es über Durchfall, Erbrechen oder Fieber einiges an Flüssigkeit verlieren. Daher ist eine ausreichende Trinkmenge das A und O. Wenn dein Kind noch nicht lange krank ist und keine Anzeichen des Flüssigkeitsmangels zeigt, darf es erst einmal trinken, was es möchte – Hauptsache, es trinkt. Fenchel- oder Kamillentee können Bauchweh oder Übelkeit abmildern. Bei einem Kind jenseits des Säuglingsalters, das nur leicht erkrankt ist, kann verdünnter Apfelsaft (Wasser:Apfelsaft = 1:1) eine gute Wahl sein, Flüssigkeit, Zucker und Elektrolyte aufzunehmen. Das sicherste Mittel, Verluste auszugleichen, vor allem bei kleinen oder deutlich kranken Kindern, ist eine sogenannte orale Rehydratationslösung – eine spezielle Zucker-Salz-Mischung – aus der Apotheke. Beachte hierbei genau die Mengen- und Zubereitungsangaben auf der Packung. Biete die Flüssigkeit langsam und stetig in kleinen Mengen über eine Spritze oder einen Löffel an, damit es nicht sofort wieder zu Erbrechen kommt. Manchmal hilft es, die Flüssigkeit zu kühlen, damit sie angenehmer schmeckt.

Babys, die noch ausschließlich Milch trinken, sollen unbedingt, gegebenenfalls zusätzlich zur Rehydratationslösung, weiterhin Muttermilch oder Säuglingsnahrung erhalten – gib keinen zusätzlichen Tee und verdünne nicht die Milch! Heilnahrung bringt keinen Vorteil.

Nahrung ist verglichen mit Flüssigkeit vor allem in der akuten Krankheitsphase erst einmal zweitrangig. Wenn es deinem Kind langsam wieder besser geht, kannst du ihm aber gerne direkt wieder etwas zu essen anbieten. Schonkost ist nicht notwendig, dennoch vertragen viele Kinder Fettiges, Saures oder Scharfes noch nicht so gut. Hier heißt es einfach ausprobieren – schaue, worauf dein Kind Lust hat. Bewährt haben sich stärkereiche Lebensmittel wie Zwieback, Reis oder Kartoffeln. Auch Haferbrei kann wohltuend sein. Oft empfohlene Hausmittel gegen Durchfall sind Karottensuppe oder geriebener Apfel (mit Schale), beides enthält Pektin, das Wasser im Darm binden soll.

Mythos

COLA UND SALZSTANGEN HELFEN BEI MAGEN-DARM-INFEKT

Dieser Mythos hält sich hartnäckig. Es kann sein, dass Koffein und Zucker dein Kind kurzzeitig fitter erscheinen lassen. Tatsächlich enthalten süße Getränke wie Cola oder purer Saft aber viel zu viel Zucker und nur wenige Salze. Damit können sie Verluste nicht adäquat ausgleichen und der viele Zucker kann sogar den Durchfall verstärken. Salzstangen sind hingegen harmlos, aber helfen auch nicht besonders, da sie außer (wenig) Natrium keine anderen Salze enthalten. Sie können höchstens als leckerer Wiedereinstiegssnack dienen oder durstig machen und so dein Kind zum Trinken verleiten.

59 Welche Medikamente helfen beim Magen-Darm-Infekt?

Die Medikamente, die auf jeden Fall bei Magen-Darm-Infekt sinnvoll sein können, sind Paracetamol oder Ibuprofen, um Fieber zu senken oder Bauchweh zu lindern. Ausführliche Informationen zum Einsatz dieser Medikamente erhältst du im ersten Kapitel ab Seite 48. Hat dein Kind einen schweren Flüssigkeitsmangel, sollte aufgrund des Risikos einer Nierenfunktionsstörung kein Ibuprofen gegeben werden – in solch einem Fall erfolgt aber ja ohnehin eine ärztliche Behandlung und Beratung.

Besteht Durchfall über mehrere Tage, können möglicherweise Probiotika aus der Apotheke die Krankheitsdauer etwas verkürzen. In Studien waren dies vor allem die Milchsäurebakterien *Lactobacillus reuteri* oder *Lactobacillus rhamnosus GG* (LGG) oder die Arznei-Hefe *Saccharomyces boulardii.* Ein hilfreicher Versuch können auch »natürliche« Probiotika in Form von Joghurt sein.

Medikamente gegen Übelkeit, insbesondere mit dem Wirkstoff Dimenhydrinat, sind nicht empfohlen. Dein Kind wird davon schläfrig und trinkt noch weniger. Es kann zu gefährlichen Nebenwirkungen kommen. Wenn das Erbrechen nicht mehr aufhört, ist eine ärztliche Behandlung ohnehin notwendig, dort werdet ihr mögliche »Reservemedikamente« gegen Erbrechen besprechen.

Gib deinem Kind ebenfalls niemals den Durchfallstopper Loperamid. Er kann vor allem für die Kleineren gefährlich werden. Als Alternative ist am ehesten das Medikament Racedadotril geeignet, was aber ebenfalls ärztlich besprochen wird. Es sorgt dafür, dass weniger Flüssigkeit in den Darm austritt und so der Verlust durch Durchfälle geringer wird. Antibiotika sind bei Magen-Darm-Infekten üblicherweise nicht sinnvoll oder notwendig und können sogar zu einer Verschlechterung der Bauchbeschwerden führen.

60 Woran erkenne ich, dass mein Kind einen Flüssigkeitsmangel hat?

So ein Magen-Darm-Infekt ist ganz schön anstrengend, geht aber normalerweise auch von selbst wieder vorbei. Die größte Gefahr, insbesondere für Babys und Kleinkinder, besteht in dem Verlust von Wasser und Elektrolyten. Deshalb solltest du die Anzeichen für eine Dehydrierung kennen:

▶ trockene oder klebrige Schleimhäute der Augen, Lippen und Zunge: Es wird weniger Speichel- und Tränenflüssigkeit gebildet.

▶ weniger Urin (seltener volle Windeln) oder dunklerer Urin

▶ schnelle oder vertiefte Atmung, schneller Herzschlag

▶ in kurzer Zeit fünf Prozent oder mehr Gewichtsverlust. Beispiel: Ein Kind, das 10 Kilogramm wiegt, nimmt 500 Gramm ab.

▶ blasse, kaltschweißige oder weniger elastische Haut: Wenn man eine Hautfalte hochnimmt, bleibt sie kurz stehen und springt nicht sofort wieder zurück.

▶ leicht eingesunkene Augen (Augenringe) oder große Fontanelle (bei Babys)

▶ Schläfrigkeit, die auch in der Wachphase besteht

Bei Kindern unter zwölf Monaten sollte man immer vorsichtiger sein, insbesondere wenn sie Fieber haben, wenig oder nichts mehr trinken (vor allem länger als vier Stunden) oder hohe Flüssigkeitsverluste durch lange andauerndes Erbrechen oder viel Durchfall haben.

Bei allen Kindern können hohes Fieber, Kurzatmigkeit, Nackensteifigkeit, blutige Durchfälle oder starke Bauchschmerzen für andere Krankheiten als einen gewöhnlichen Magen-Darm-Infekt sprechen und müssen abgeklärt werden. Das Gleiche gilt für Durchfall, der länger als ein oder zwei Wochen besteht oder immer wieder auftritt. Kinder, die eine Grunderkrankung haben, sollten ebenfalls früher ärztlich gesehen werden.

61 Wie lange ist mein Kind ansteckend?

Solange dein Kind noch krank ist, ist es ziemlich sicher auch ansteckend. Erbrechen dauert bei einem Magen-Darm-Infekt meist ein bis drei Tage, Durchfall ungefähr eine Woche, manchmal etwas länger. Wenn dein Kind 48 Stunden lang symptomfrei war, geht man von einer zumindest deutlich erniedrigten Ansteckungsfähigkeit aus und es darf für gewöhnlich wieder die Kita besuchen. Viren werden insbesondere bei kleinen Kindern, aber oft auch danach noch länger im Stuhl ausgeschieden, daher sollten Hygienemaßnahmen während des Infekts und auch in der Zeit danach sorgfältig eingehalten werden, um Ansteckungen zu vermeiden. Dazu gehört es, dass

▶ sich alle Familienmitglieder regelmäßig und gründlich die Hände waschen, vor allem nach dem Windelwechsel,

▶ kein Geschirr, Besteck oder Handtücher geteilt werden,

▶ mit Durchfall oder Erbrochenem verschmutzte Kleidung heiß gewaschen wird und

▶ Oberflächen, insbesondere im Bad, gründlich gereinigt oder desinfiziert werden.

WENN DER BAUCH SCHMERZT

Bauchweh kommt häufig und aus vielerlei Gründen vor – von einfacher Aufregung über Verstopfung oder Magen-Darm-Infekt bis hin zur Blinddarmentzündung. Vor allem, wenn dein Kind über starke oder immer wiederkehrende Schmerzen klagt, möchtest du sicher gerne etwas dagegen tun können. Auf den folgenden Seiten erfährst du deshalb etwas über mögliche Ursachen, wie man Harmloses von weniger Harmlosem unterscheiden kann und vor allem, was hilft.

62 Plötzlich Bauchweh – woher kommt das?

Das Erkennen von Bauchweh ist bei einem älteren Kind nicht so schwierig: Es sagt es meist. Ansonsten signalisieren Kinder die Beschwerden dadurch, dass sie sich krümmen, zusammengerollt hinlegen, auf den Bauch zeigen oder ihre Hände darauflegen, jammern oder weinen. Babys schreien bei Bauchweh, pressen, ballen die Hände zu Fäusten, haben ein gerötetes Gesicht oder ziehen die Beinchen an. Kinder mit Bauchweh wollen allgemein häufig weniger trinken oder essen. Herauszufinden, woher die Schmerzen kommen, ist erneut eine Aufgabe für sich. Es gibt ein paar eher harmlose Gründe für plötzliches Bauchweh – was natürlich nicht heißt, dass es sich für dein Kind nicht trotzdem ernst anfühlt.

- ▶ **Babys** haben oft Bauchweh. Häufiges Schreien kann aber auch von einer Regulationsstörung kommen. Das lässt sich häufig gar nicht so leicht voneinander trennen. Mehr über dieses Thema erfährst du ab Seite 134.
- ▶ Bei allen Kindern können **Blähungen** zu Bauchweh führen. Wenn ein Pups gerade quer sitzt, kann das, wie du vielleicht aus eigener Erfahrung kennst, wirklich quälen, im nächsten Moment ist dann aber schnell alles wieder gut. Eine Bauchmassage kann hier helfen.
- ▶ Kinder nehmen viele ihrer **Gefühle** im Bauch wahr: Angst vor dem ersten Schultag, Aufregung wegen der Nacht bei Oma, Freude über ein tolles Geschenk oder Stress nach einem anstrengenden Kita-Tag können ein flaues Gefühl bis hin zu stark wahrgenommenem Bauchweh verursachen. Es ist für die Kleinen wichtig, gesehen und ernstgenommen zu werden und ihnen zu helfen, ihre Gefühle benennen und einordnen zu können: »Ist da gerade ein kleines gemeines Angst-Tier in deinem Bauch?« »Weißt du noch, als du dich das letzte Mal so gefreut hast – da hat dein Bauch auch so gekribbelt?«
- ▶ Nach einer **Mahlzeit,** die vielleicht etwas zu üppig war oder nicht ganz so gut vertragen wurde, können ebenfalls kurzzeitig Bauchschmerzen auftreten.

▶ »Bauchweh« kann auch einfach der wahrgenommene **Stuhldrang** sein, dann sind die Beschwerden nach dem Toilettengang schnell verschwunden.

▶ Ein kleines Kind kann **Übelkeit** oft noch nicht klar von Bauchschmerzen abgrenzen oder benennen. Deshalb zeigt es manchmal auch auf den Bauch oder sagt, dass er ihm weh tut, obwohl ihm eigentlich gerade schlecht ist, beispielsweise bei Reisekrankheit.

Wenn dir die Bauchschmerzen des Kindes nicht so dringlich vorkommen, kannst du erst einmal versuchen, sie selbst zu lindern. Hierfür können vorsichtige Wärme auf dem Bauch oder ein Kamillentee im Lieblingsbecher hilfreich sein. Eine sanfte Bauchmassage oder mit den Beinen »Fahrrad fahren« können ebenfalls guttun. Möglicherweise ist es für dein Kind beruhigend, wenn es sich mit angewinkelten Beinen entspannt hinlegt, Musik hört, etwas vorgelesen bekommt oder ganz viel gekuschelt wird. Du darfst bei Bauchschmerzen auch ein Schmerzmittel geben. Sollte es häufiger notwendig oder danach nicht besser werden, ist natürliche eine ärztliche Vorstellung wichtig – aber kein Kind sollte Schmerzen aushalten müssen.

Wenn die genannten Maßnahmen schnell helfen und danach alles wieder gut ist, ist es sehr wahrscheinlich, dass eine eher harmlose Ursache das Bauchweh ausgelöst hat. Hinter Bauchschmerzen stecken aber manchmal auch Krankheiten:

▶ Sie können zum Beispiel durch einen Magen-Darm-Infekt (siehe ab Seite 112),

▶ eine Verstopfung (siehe ab Seite 138) oder

▶ eine Harnwegsinfektion (siehe ab Seite 147) verursacht werden.

▶ Im Grundschulalter gibt es außerdem die »Bauchmigräne«, bei der es regelmäßig bei Stress oder Schlafmangel zu Bauchschmerzattacken mit Erbrechen, Blässe oder Lichtscheu kommt.

▶ Manchmal äußern Kinder auch Bauchschmerzen, wenn eigentlich woanders im Körper das Problem liegt, sie beispielsweise eine Lungenentzündung, Mandelentzündung oder eigentlich Kopfschmerzen haben.

▶ Ganz wichtig ist es zudem, bei Jungs die Hoden anzuschauen, wenn sie Bauchweh angeben. Bei einer Verdrehung oder Entzündung strahlen die Schmerzen oft in den Bauch aus und je frühzeitiger man hier die Ursache entdeckt, desto besser.

▶ Sollte ein Säugling immer wieder plötzlich schmerzgeplagt aufschreien, vermehrt erbrechen oder sogar blutigen Stuhlgang haben, kann dies auf eine *Invagination,* also eine Darmeinstülpung, hinweisen, die schnell behandelt werden muss.

▶ Alles zur Blinddarmentzündung findest du unten bei Frage 63.

Potenziell gefährliche Ursachen für Bauchschmerzen sind zum Glück bei Kindern eher selten, müssen aber möglichst frühzeitig entdeckt werden. Deshalb ist bei starken Beschwerden oder elterlichen Sorgen (»Das kommt mir nicht mehr normal vor!«) eine ärztliche Untersuchung unbedingt empfohlen. Als jedoch hoffentlich beruhigenden Abschluss dieser Frage: Sollte etwas Ernsteres hinter dem Bauchweh stecken, merkst du das sicher schnell und handelst danach. Das ist notwendig und richtig so. Aber Bauchweh ist bei Kindern glücklicherweise eben auch ganz häufig harmlos.

63 Wie erkenne ich eine Blinddarmentzündung?

Selbst für Ärzt*innen ist es schwierig, eine Blinddarmentzündung sicher zu erkennen, daher erst recht für Eltern. Generell ist es für dich erst einmal gut zu wissen, welche Anzeichen Hinweise für ernstere Ursachen der Bauchschmerzen sein können. Dazu gehören beispielsweise:

▶ Bauchschmerzen, die mit einfachen Maßnahmen nicht verschwinden oder immer schlimmer werden

▶ begleitendes (hohes) Fieber

▶ ein Kind, das sich gar nicht ablenken lässt und nur liegen will

▶ Trink- oder Nahrungsverweigerung

▶ Berührungsempfindlichkeit des Bauches

▶ ein stilles, schläfriges oder teilnahmsloses Kind

▶ Blässe der Haut

▶ Blut im Stuhl

▶ Bauchschmerzen jenseits des Bauchnabels (dieser ist die typische Stelle, auf die fast alle Kinder mit Bauchweh erst einmal zeigen), vor allem, wenn immer die gleiche Stelle gezeigt wird

▶ ein gewölbter oder eingezogener Bauch

▶ eine angespannte Bauchdecke

Bei einer Blinddarmentzündung hat ein Kind häufig erst Schmerzen im Bereich um den Bauchnabel herum, die dann klassischerweise in den rechten Unterbauch ziehen. Die Schmerzen können aber auch an einer anderen Stelle wahrgenommen werden! Sie werden meist ohne Schwankungen immer stärker. Besonders Erschütterungen durch Laufen, Hüpfen, aber auch Husten oder Niesen, können die Schmerzen verstärken. Daher geht das betroffene Kind meist in einer gekrümmten Schonhaltung oder liegt mit angezogenen Beinen im Bett. Oft ist die ganze Bauchdecke angespannt und druckempfindlich. Hinzu kommen Appetitlosigkeit, Übelkeit, Erbrechen, Fieber oder Durchfall. Manchmal wird die Blinddarmentzündung über wenige Stunden akut, manchmal zieht sie sich über mehrere Tage hin. Wie zu Anfang erwähnt, können die Anzeichen sehr unterschiedlich und unspezifisch sein. Vor allem Kleinkinder, die im Gegensatz zu Schulkindern seltener erkranken, können auch einfach »nur« Anzeichen eines Magen-Darm-Infekts zeigen. Eine Blinddarmentzündung wird entweder mit Antibiotika oder einer operativen Entfernung des Wurmfortsatzes behandelt. **Also:** Spätestens, wenn dir dein Kind kränker oder »anders« krank als bei sonst üblichen Bauchschmerzen erscheint, ist eine ärztliche Abklärung wichtig.

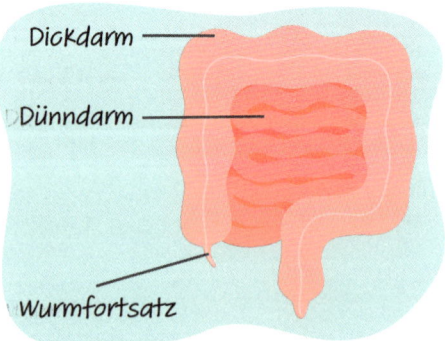

Der Wurmfortsatz, der bei einer Blinddarmentzündung betroffen ist, befindet sich am Anfang des Dickdarms.

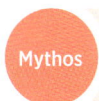 **Mythos**

BEI DER BLINDDARMENTZÜNDUNG IST DER BLINDDARM ENTZÜNDET

Der erste Abschnitt des Dickdarms heißt Blinddarm (weil er blind endet) und liegt im rechten Unterbauch. Er hat ein längliches, meist mehrere Zentimeter langes Anhängsel, den Wurmfortsatz. Dieser ist ein lymphatisches Organ, also ein »Mitarbeiter« des Immunsystems. Außerdem soll er einen Mikrobiom-Speicher enthalten: Nach einer Durchfallerkrankung können sich die »guten« Bakterien vom Wurmfortsatz aus wieder in den Darm ausbreiten und hier eine gesunde Darmflora herstellen. Und jetzt kommt's: Bei der umgangssprachlichen Blinddarmentzündung ist eigentlich gar nicht der Blinddarm entzündet, sondern genau dieser Wurmfortsatz. Das wird *Appendizitis,* also »Wurmfortsatzentzündung«, genannt. In diesem Ratgeber wird trotzdem weiterhin von der Blinddarmentzündung gesprochen, weil das die geläufigste Bezeichnung ist.

64 Woher kann Blut im Stuhl kommen?

Bei Blut im Stuhl kann man sich ordentlich erschrecken. Eine hellrote Farbe weist darauf hin, dass es frisch ist, also meist vom unteren Teil des Magen-Darm-Trakts kommt. Eine Verletzung des Afters ist die häufigste Ursache für leicht blutigen Stuhlgang. Das kann mal passieren und auch schmerzhaft sein, ist aber an sich erst einmal harmlos. Schaue also nach, ob du einen kleinen Riss oder etwas Ähnliches am Darmausgang deines Kindes findest. Falls ja, reichen zur Behandlung eine schonende Reinigung mit ausschließlich Wasser und einem weichen Tuch und ein wenig Heilsalbe meist aus. Der After heilt dann recht schnell wieder von selbst ab. Der Grund für eine fehlende Besserung oder ein wiederkehrendes Auftreten ist häufig eine Verstopfung des Kindes: Durch starkes Pressen und die großen oder harten Stuhlmengen wird der After zu sehr strapaziert und reißt ein. Alles zur Verstopfung und ihrer Behandlung findest du ab Seite 138.

Manchmal, beispielsweise bei flüssigem Stuhlgang oder Durchfall, ist auch die Haut um den After sehr gereizt und kann bluten. Abhilfe schaffen hier ebenfalls eine sehr zurückhaltende sanfte Reinigung und eine Zinkpaste. Weitere Informationen zum wunden Po gibt es ab Seite 173. Blut bei Durchfall kann auch aus dem Inneren des Darms kommen: Sind die Darmschleimhäute sehr gereizt, kann es ab und an zu kleinen Blutbeimengungen kommen. Wirklich blutige Durchfälle sollten immer abgeklärt werden.

Wenn Babys immer wieder rote Blutfäden oder blutigen Schleim im Stuhl haben, kann dies auf eine Allergie gegen Kuhmilcheiweiß hinweisen. Es wird dann oftmals eine Auslassdiät über mehrere Wochen verordnet, das bedeutet eine tiermilchfreie Ernährung der stillenden Mutter oder eine spezielle Säuglingsnahrung für das Kind. Kommt es darunter zu einem Verschwinden der Symptome, und treten sie mit erneuter Einführung von Kuhmilchnahrung erneut auf (wird nicht immer empfohlen), ist die Diagnose gestellt und die spezielle Ernährung muss weitergeführt werden. Keine Sorge, das ist meist nicht für immer so: Spätestens mit zwei Jahren verträgt der Großteil der Kinder bereits wieder Kuhmilch.

Während man als Erwachsene*r bei Blut im Stuhl möglicherweise an Hämorrhoiden denkt, gibt es diese bei Kindern nur sehr selten. Sollte sich aber bei deinem Kind beim Pressen etwas aus dem Darmausgang vorwölben, ist eine Abklärung sinnvoll.

Ist der Stuhl deines Kindes nicht hellrot, sondern eher dunkelrot bis rötlichbraun gefärbt, spricht das für Blut, das von weiter oben im Magen-Darm-Trakt kommt. Auch bei Nasenbluten, bei dem das Blut verschluckt wird, kann eine Veränderung der Stuhlfarbe sichtbar sein. Die wahrscheinlich harmloseste Ursache für roten Stuhlgang ist übrigens der Verzehr von reichlich Roter Bete – hier kann sich sogar der Urin verfärben!

Spätestens wenn im Stuhlgang deines Kindes häufiger oder eine größere Menge Blut zu sehen ist, oder wenn andere Symptome wie Erbrechen, Fieber, Bauchschmerzen oder vermehrtes Schreien dazukommen, ist eine ärztliche Abklärung wichtig. Wenn hingegen einmalig nur ein paar Blutfäden im Stuhl sind und dein Kind ansonsten völlig beschwerdefrei ist, kannst du normalerweise erst einmal abwarten.

65 Immer wieder Bauchschmerzen – woher kann das kommen?

Aua, aua, Bauchweh: Wenn ein Kind immer wieder Schmerzen hat, handelt es sich bei der Mehrheit der Kinder um sogenannte funktionelle Bauchbeschwerden. Hierzu gehört zum Beispiel das Reizdarm-Syndrom. Mehr erfährst du ab Seite 131. Ein weiterer häufiger Grund für wiederkehrende Bauchschmerzen ist die chronische Verstopfung, über die du ab Seite 138 weitere Informationen erhältst.

Zöliakie, also eine autoimmune Reaktion gegen Gluten, kommt im Vergleich seltener vor, muss jedoch bei chronischen Beschwerden in Betracht gezogen werden. Wie die Erkrankung aussehen kann und was man dann macht, kannst du ab Seite 129 nachlesen. Hat dein Kind häufig nach dem Essen oder Trinken Bauchweh, kann dies an einer Laktose- oder Fruktose-Unverträglichkeit liegen. Weitere Informationen hierzu gibt es ab Seite 127.

Bauchschmerzen mit, gegebenenfalls blutigen, Durchfällen, Gewichtsverlust oder anderen Symptomen können auch für eine chronisch entzündliche Darmerkrankung wie Morbus Crohn sprechen. Ein Stuhltest hilft hier in den meisten Fällen weiter. Manchmal sind Parasiten wie Lamblien oder Würmer Grund für chronische Bauchschmerzen. Zu Letzteren findest du mehr Informationen ab Seite 143.

Nun etwas sehr Wichtiges: Viele Eltern vermuten eine Allergie gegen bestimmte Nahrungsmittel, wenn ihr Kind häufig Bauchweh hat. Wenn es mit Rötungen oder Quaddeln der Haut, Husten oder Atemnot, Erbrechen oder Durchfall auf bestimmtes Essen reagiert, ist auch unbedingt eine weitere Diagnostik und Behandlung notwendig. Hinter chronischen Bauchschmerzen steckt hingegen eher selten eine »echte« Allergie. Manche Lebensmittel werden vielleicht besser vertragen als andere, was noch nicht heißen muss, dass dein Kind allergisch reagiert und vollständig auf das Produkt verzichten muss. In gewissen Fällen können Allergietests weiterhelfen, deutlich häufiger sind sie jedoch wenig aussagekräftig. Anstatt auf eigene Faust alles mögliche zu probieren, bringt eine durch eine Ernährungsfachkraft begleitete Auslassdiät über mehrere Wochen mit anschließender Nahrungsmittelprovokation deutlich mehr Klarheit und auch Sicherheit.

Das Bauchschmerz-Protokoll

Bei wiederkehrenden Bauchschmerzen kann es sich lohnen, ein Protokoll zu führen: »Wann, wie stark und wie lange bestanden die Bauchschmerzen heute? Gab es einen möglichen Auslöser? Was hat geholfen? Was ist heute passiert, was gab es für Termine? Was hat mein Kind gegessen und getrunken? Hatte mein Kind heute Stuhlgang, und wenn ja, wie häufig und in welcher Beschaffenheit?« Vielleicht erkennst du schon nach einigen Tagen oder Wochen selbst gewisse Zusammenhänge: Dein Kind hat immer vor der Schule Bauchweh, nie aber am Wochenende, oder oft nach dem Kakao am Nachmittag, oder es wird nach dem Stuhlgang besser und so weiter. Manchmal kann man dadurch selbst bereits die Bauchwehursache erahnen. Spätestens beim Arztbesuch ist das mitgebrachte Protokoll häufig von großem Nutzen und kann die Diagnosefindung erleichtern.

Es gibt ein paar Anzeichen, die bei wiederkehrenden Bauchschmerzen auf eine Krankheit hinweisen können und die du deshalb ernstnehmen solltest. Hierzu gehören beispielsweise:

- ▶ Bauchschmerzen immer an derselben Stelle
- ▶ Bauchschmerzen, die nicht um den Bauchnabel herum angegeben werden. Das ist die häufigste Stelle, auf die Kinder mit Bauchweh zeigen.
- ▶ Bauchschmerzen, die in andere Bereiche des Bauches oder Körpers ausstrahlen
- ▶ nächtliche Bauchschmerzen
- ▶ Probleme oder Beschwerden beim Wasserlassen
- ▶ wiederkehrende Durchfälle, vor allem nächtliche
- ▶ schlechtes Gedeihen
- ▶ wiederkehrendes Fieber, das keine andere Ursache (wie eine Erkältung) hat
- ▶ Blut im Stuhl
- ▶ wiederkehrendes Erbrechen

▶ Veränderungen des Afters, der Haut oder der Gelenke
▶ Leistungsknick, häufige Müdigkeit, missmutiges Kind
▶ Vorerkrankungen in der Familie, vor allem im Magen-Darm-Bereich

Mit einem ausführlichen Arztgespräch, einer gründlichen körperlichen Untersuchung und manchmal einigen wenigen Werten aus Blut, Stuhl und Urin können die meisten Krankheiten, die Grund für chronische Bauchschmerzen sein können, schon ausgeschlossen werden.

66 Laktose und Fruktose – hat mein Kind eine Unverträglichkeit?

Eine Laktose- oder Fruktose-Unverträglichkeit ist unangenehm, für gewöhnlich aber völlig harmlos. Sie ist keine Allergie, sondern ein Verdauungsproblem, und wird deshalb auch eigentlich korrekterweise Laktose- oder Fruktose-*Malabsorption* bezeichnet, also als gestörte Aufnahme der Zucker. Diese werden nämlich im Dünndarm nicht ausreichend gespalten beziehungsweise aufgenommen und wandern weiter in den Dickdarm. Hier werden sie von Bakterien zersetzt, gären also, und es strömt Flüssigkeit in den Darm. Es kommt zu Blähungen, Bauchschmerzen oder Durchfall.

Wenn dein Kind keine Laktose, also Milchzucker, verträgt, ist das eigentlich gar keine Krankheit, sondern von der Natur so vorgesehen. Denn es gibt für Säugetiere nach den ersten Lebensjahren, in denen sie gestillt werden, keinen Grund mehr, Milch zu trinken. Deshalb kann der Großteil der erwachsenen Weltbevölkerung keinen Milchzucker verdauen, insbesondere in Afrika, Südamerika und Teilen Asiens. Diejenigen, die es weiterhin können, wie die meisten von uns Europäer*innen, sind die Ausnahme.

Bei einer Laktose-Unverträglichkeit sind häufig kleine Mengen noch in Ordnung, manchmal muss man vollständig auf laktose- oder generell milchfreie Produkte umsteigen. Kuhmilchfreie Ernährung ist an sich kein Problem für Kinder, wenn sie die entsprechenden Eiweiße, Mineralstoffe und Vitamine durch andere Lebensmittel zu sich nehmen. Insbesondere sollte auf eine kalziumreiche Ernährung geachtet werden. Ansonsten kann dein Kind das Milchzucker spaltende Enzym Laktase, das bei der Verdauung von Laktose hilft, als Kapsel vor dem Essen einnehmen.

Bauchweh nach Saft

Fruktose, also Fruchtzucker, ist vor allem in Obst, süßen Getränken, Süßwaren oder Süßungsmitteln wie Honig, Dicksaft oder Apfelkraut enthalten. Sie kann sich auch in Müsli, Riegeln oder Fruchtjoghurt »verstecken«. Kinder mit einer Fruktose-Unverträglichkeit können normalerweise kleine Mengen an Fruchtzucker zu sich nehmen. Außerdem bekommen sie oft weniger Beschwerden, wenn die fruktosehaltigen Lebensmittel zusammen mit Stärke in Form von Brot oder Keksen verzehrt werden. Wichtig: Die meisten Menschen reagieren auf hohe Mengen an Fruktose mit Durchfall oder Bauchschmerzen. Deshalb ist ein gemäßigter Konsum immer sinnvoll. Große Mengen an Fruchtsäften können außerdem auch zu Übergewicht oder Karies führen.

Übrigens kann bei Beschwerden nach dem Verzehr von Obst auch eine Sorbit-Unverträglichkeit vorliegen. Sorbit ist ein Zuckeraustauschstoff, der natürlicherweise in bestimmten Obstsorten wie Birnen, Pflaumen, Pfirsichen oder Aprikosen enthalten ist. Besonders hoch ist der Gehalt in Trockenobst. Sorbit wird aber auch bei der Herstellung von abgepackten Kuchen, Kaugummis oder zuckerfreien Bonbons eingesetzt. Es kann sich also zur Vermeidung von Bauchschmerzen lohnen, den Verzehr von sorbithaltigen Lebensmitteln einzuschränken.

Wenn bereits Babys oder kleine Kinder Lebensmittel mit Fruktose ablehnen oder erhebliche Beschwerden nach dem Verzehr auftreten, kann eine sehr seltene erbliche Fruktose-Intoleranz vorliegen. Diese Krankheit ist im Gegensatz zur Fruktose-Malabsorption ernst zu nehmen. Kinder müssen den Zucker komplett meiden.

Herausfinden durch Ausprobieren

Am einfachsten findet man die Laktose- oder Fruktose-Malabsorption übrigens mit Weglassen der betroffenen Lebensmittel heraus. Es gibt auch Atemtests, in denen Zuckerflüssigkeit getrunken und der bei der Verdauung entstehende Wasserstoff in der Atemluft gemessen wird, diese helfen aber häufig nicht weiter. Eine Ernährung über einige Wochen ohne den verdächtigten Zucker, die die Beschwerden verschwinden lässt, und dann erneute Bauchschmerzen, sobald eine ordentliche Portion des Zuckers wieder zu sich genommen wird, bestätigt in den meisten Fällen die Diagnose der Unverträglichkeit.

67 Ist das Gluten an den Bauchschmerzen schuld?

Wenn ein Kind wiederkehrende Bauchschmerzen hat, vor allem nach dem Verzehr getreidehaltiger Nahrungsmittel, kann es eine Zöliakie haben. Diese Erkrankung ist eine autoimmune Reaktion gegenüber dem Klebereiweiß Gluten – das eigene Immunsystem greift den Körper an, insbesondere den Darm. Sie ist keine Allergie oder Unverträglichkeit. Stattdessen kommt es bei einem Verzehr von Gluten, das beispielsweise in Weizen, Dinkel, Roggen oder Gerste enthalten ist, durch die autoimmune Reaktion zu einer Entzündung und Abflachung der Darmschleimhaut. Dadurch können Nährstoffe nur noch eingeschränkt aufgenommen werden.

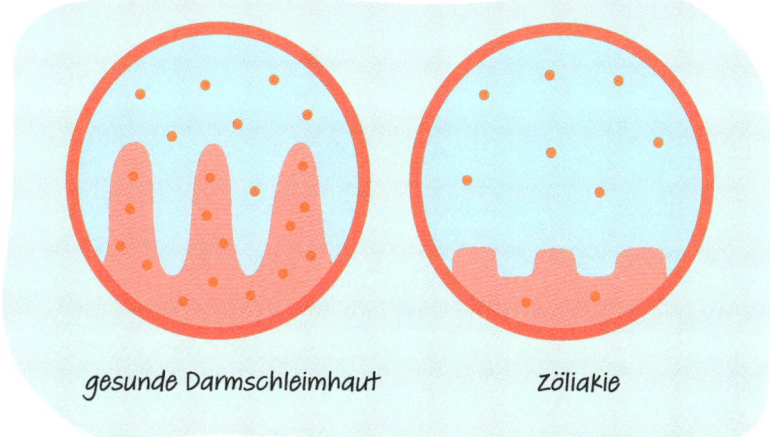

gesunde Darmschleimhaut   Zöliakie

Bei der Zöliakie ist die Darmschleimhaut dauerhaft entzündet und flacht mit der Zeit ab.

Die Zöliakie entsteht aufgrund einer genetischen Veranlagung, zu der andere Faktoren hinzukommen. Sie ist deutlich seltener Ursache für Bauchschmerzen als zum Beispiel das Reizdarm-Syndrom, aber dennoch als Erkrankung gar nicht so selten: Ungefähr 1 von 100 Kindern hat in Deutschland eine Zöliakie.[14] Allerdings haben sehr viele davon nur wenige oder untypische Symptome, sodass die Erkrankung, auch wenn sie normalerweise im Kindesalter erstmals auftritt, häufig erst später entdeckt wird.

Krankheitszeichen können beispielsweise chronische Bauchschmerzen, Durchfall oder Verstopfung, wiederkehrende Übelkeit oder Erbrechen, Eisenmangel ohne anderen Grund, ein schlechtes Wachstum, Gewichtszunahme, dauerhafte Müdigkeit oder Abgeschlagenheit, häufige Kopfschmerzen oder Migräne sein. Die Symptome können so vielseitig sein, dass bei nahezu allen Beschwerden ohne anderen ersichtlichen Grund an die Erkrankung gedacht werden muss.

Besteht der Verdacht auf eine Zöliakie, hilft meist eine Blutuntersuchung auf bestimmte Antikörper weiter. Es ist sehr wichtig zu wissen, dass der Test nur aussagekräftig ist, wenn das Kind in den Monaten davor regelmäßig und ausreichend Gluten gegessen hat. Auch bei Babys ist die Untersuchung erst frühestens drei Monate nach Einführung glutenhaltiger Nahrung sinnvoll. Ein Kind, das Geschwister oder Eltern mit Zöliakie hat, oder eine Erkrankung wie beispielsweise Trisomie 21 oder eine Autoimmunerkrankung wie Diabetes mellitus Typ 1 hat, sollte übrigens regelmäßig und auch ohne Symptome auf Zöliakie getestet werden, da es ein höheres Risiko als andere Kinder hat.

Die Therapie einer diagnostizierten Zöliakie besteht aus einer ausnahmslosen und lebenslangen glutenfreien Diät. Nur so kann sich die Darmschleimhaut regenerieren. Bereits kleinste Mengen Gluten können wieder Entzündungen verursachen.

Keine Zöliakie – trotzdem kein Gluten

Viele Eltern haben das Gefühl, dass ihr Kind eine glutenarme oder -freie Ernährung besser verträgt. Bevor diese beliebig fortgeführt werden kann, muss erst ein Bluttest auf Zöliakie erfolgen, da die Erkrankung unerkannt schwerwiegende Folgen haben kann. Beachte auch, dass eine glutenfreie Kost Nachteile haben kann: Sie enthält häufig weniger Ballaststoffe und durch Spezial- oder Ersatzprodukte kann es zu einer erhöhten Arsen- oder Quecksilber-Belastung, zu Mehrkosten oder einer ungünstigen Nährstoffzusammensetzung (Fette, Zucker) kommen. Nicht zuletzt kann sie zu unnötigem sozialem Stress führen, beispielsweise in der Kita oder auf Kindergeburtstagen. Jedoch kann bei bestimmten Beschwerden eine glutenreduzierte oder -freie Ernährung, wenn sie ausgewogen ist und vorher eine Diagnostik erfolgt ist, hilfreich sein.

Wenn dein Kind generell Getreide und Weizen nicht so gut verträgt, kann das außer an Krankheiten übrigens auch an der Produktionsweise liegen: Längere Teigführzeiten bei Brot beispielsweise sorgen oft für eine bessere Verträglichkeit. Überhaupt gehören zu einer ausgewogenen und gesunden Ernährung nur ein gemäßigter Verzehr von Teigwaren wie Pizza, Brötchen und Keksen und die Vermeidung von Fertig- sowie Discounter-Backwaren.

68 Woran erkenne ich psychosomatische Bauchschmerzen oder einen »Reizdarm«?

Die meisten Gedanken und Gefühle lösen irgendeine Art von Reaktion in unserem Körper aus. Wenn es dadurch zu Beschwerden wie Bauchschmerzen kommt, spricht man von psychosomatischen Bauchschmerzen. Viele kennen das flaue Gefühl vor einer Prüfung, die Magenschmerzen vor einem schwierigen Gespräch bis hin zu Bauchkrämpfen nach einem sehr stressigen Tag.

Ganz wichtig ist bei psychosomatischen Bauchschmerzen: Dein Kind denkt sich die Beschwerden nicht aus. Sie werden zwar nicht durch eine Erkrankung verursacht, trotzdem aber als reale Schmerzen wahrgenommen und haben einen für das Kind bedeutsamen Grund, auch wenn es »nur« das unbewusste Suchen nach Aufmerksamkeit ist. Die Bauchschmerzen können ab und an in nachvollziehbaren emotionalen Situationen oder wiederkehrend auftreten. Eine psychosomatische Ursache kann vor allem in Betracht gezogen werden, wenn eine Krankheit ausgeschlossen ist, es keine Warnzeichen gibt und die Beschwerden in bestimmten Zusammenhängen auftreten. Hat dein Kind zum Beispiel immer wieder morgens vor der Schule Bauchweh und nie am Wochenende oder in den Ferien, kann es an Aufregung oder Angst vor dem Tag liegen. Was dann hilft, erfährst du gegen Ende dieser Frage.

Es gibt darüber hinaus sogenannte funktionelle Bauchbeschwerden, wozu auch das Reizdarm-Syndrom gehört, die vor allem bei Kindern ab Vor- oder Grundschulalter auftreten. Die Schmerzen kommen und gehen, über mindestens Wochen, eher Monate hinweg und werden typischerweise um den Bauchnabel herum angegeben. Wichtig ist, dass für die Schmerzen andere Erkrankungen als Ursache ausgeschlossen wurden. Beim Reizdarm-Syndrom haben die Kinder Bauchschmerzen, die im Zusammenhang mit dem Stuhlgang auftreten oder durch ihn besser werden, und wechselnd Durchfall, Verstopfung oder eine normale Stuhlkonsistenz. Bestehen die Bauchschmerzen unabhängig vom Essen oder Stuhlgang, werden sie nur »funktionelle Bauchschmerzen« genannt.

Auch alle funktionellen Bauchbeschwerden können unter anderem psychosomatisch bedingt sein, allerdings ist mittlerweile deutlich mehr zu ihrer Entstehung bekannt und sie werden als eine feststehende Erkrankung angesehen. Von Bedeutung ist dabei wahrscheinlich vor allem eine Störung der Darm-Hirn-Achse, also eine veränderte Zusammenarbeit des Darmnervensystems mit dem Gehirn. So besteht beispielsweise eine Überempfindlichkeit der Schmerzwahrnehmung im Gehirn, sodass den Betroffenen bei Dehnungen oder Bewegungen des Darms, die gesunde Menschen kaum wahrnehmen, ein Schmerzsignal ins Gehirn gemeldet wird. Auch hier: Das denkt sich dein Kind nicht aus – es nimmt echte Schmerzen wahr. Die Hypersensitivität des Darms kann man sich so vorstellen, wie manche Kinder deutlich kitzeliger oder lärmempfindlicher sind als andere. Zusätzlich gibt es bei der Erkrankung ungeordnetere Darmbewegungen, die durch Emotionen noch verstärkt werden – wo wir wieder bei der Psychosomatik wären.

Die funktionellen Beschwerden können viele Entstehungsgründe haben: Gene, prägende frühe Lebensereignisse, Darminfektionen, das Mikrobiom und das Immunsystem des Darms spielen womöglich eine Rolle.

Viel Stress oder psychische Erkrankungen wie Depressionen oder Angststörungen des Kindes selbst, aber auch der Eltern, können eine Erkrankung begünstigen.

So kannst du deinem Kind helfen

Wenn die Diagnose des Reizdarm-Syndroms oder der funktionellen Bauchschmerzen gestellt wurde, ist es wichtig, diese auch anzuerkennen und anzufangen, damit umzugehen. Unnötig fortgeführte, langwierige Diagnostik kann die ganze Familie belasten und zu unzureichender Therapie der eigentlichen Erkrankung führen. Was am besten hilft, muss jede*r für sich ausprobieren. Es gibt folgende Möglichkeiten:

- ▶ Wärme auf den Bauch
- ▶ Beruhigung, Entspannung, Ablenkung, durch beispielsweise Kindermeditation, progressive Muskelentspannung, geleitete Körperreise oder ein Hörspiel (siehe auch ab Seite 28)
- ▶ Verminderung von Stress: geregelter Tagesablauf, Routinen, ausreichend viel Schlaf
- ▶ Bewegung, zum Beispiel Kindergymnastik oder -yoga
- ▶ gesunde und ausgewogene Ernährung, regelmäßige Mahlzeiten, vielleicht etwas weniger fruktosehaltige Lebensmittel
- ▶ gemütliche Kleidung, insbesondere keine engen Hosen
- ▶ Probiotika
- ▶ Psychotherapie, Verhaltenstherapie oder Hypnose
- ▶ Symptomtagebuch (ältere Kinder)
- ▶ möglichst selten Medikamente (krampflösend oder Schmerzmittel)

Erwiesenermaßen hilft Ablenkung deutlich besser, als sich auf die Schmerzen zu konzentrieren. Nimm dein Kind unbedingt ernst und wende dich ihm zu, schenke ihm jedoch keine erhöhte Aufmerksamkeit und stelle vor allem, wenn möglich, die eigene Besorgnis hinten an. Auf keinen Fall sollte dein Kind regelmäßig nach Schmerzen gefragt werden. Der Umgang des sozialen Umfelds mit der Krankheit sowie die erlernten Strategien des Kindes selbst haben einen großen Einfluss auf den Krankheitsverlauf.

69 Warum hat mein Baby Bauchweh?

Die ersten Lebensmonate eines Kindes können definitiv anstrengend sein – Schlafmangel, ständig Bedürfnisse des Babys erfüllen und dann auch noch das viele Schreien. Natürlich ist da jeder Säugling ganz verschieden, aber im Durchschnitt schreien sie in den ersten sechs Lebenswochen rund zwei Stunden am Tag, häufig in den Nachmittags- und Abendstunden. Danach wird es weniger, bis das Schreien nach zwölf Wochen, also ungefähr drei Monaten, deutlich abgenommen hat. Deshalb lautete die – mittlerweile veraltete – Bezeichnung für übermäßiges Schreien bei Babys auch »Dreimonatskoliken«. Koliken sind krampfartige Bauchschmerzen, die durch Blähungen, Überfütterung oder starke Darmbewegungen entstehen können. Diese haben Babys durchaus, sodass man häufig beobachten kann, wie sie sich krümmen, die Beine anziehen oder der Bauch gebläht ist – aber das Schreien wird nicht allein dadurch hervorgerufen. Dein

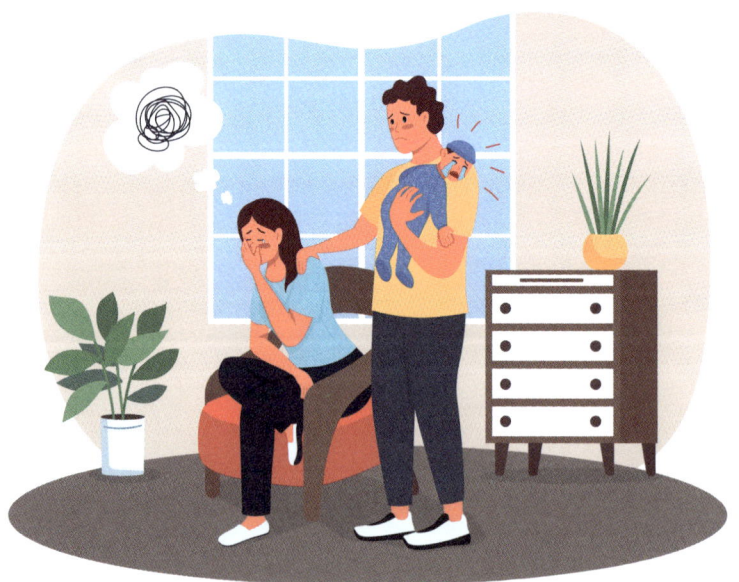

Eltern sind meist sehr belastet, wenn ihr Baby viel schreit.

Baby hat noch nicht gelernt, sich selbst zu beruhigen, wenn verschiedenste Reize und Sinneseindrücke auf es einwirken, die es nach neun Monaten in der Gebärmutter noch nicht kennt – daher weint es. Diese Reize können normale und wichtige Bedürfnisse wie Hunger, Müdigkeit oder eine nasse Windel sein, aber eben auch Bauchweh sowie Geräusche, Licht oder die Stimmung und Interaktionen innerhalb der Familie.

Als »Schreibaby«, oder auch Säugling mit Regulationsstörung (früher »Dreimonatskoliken« genannt), wird ein sonst gesundes Kind bezeichnet, das aus unerklärlichen Gründen überdurchschnittlich häufig, kräftig und lange schreit. Auf die genaue Dauer als Voraussetzung für eine Definition sollte man verzichten – sind die Eltern aufgrund vielen Schreiens belastet, ist das ernstzunehmend genug.

Was jetzt hilft

Eine ärztliche Untersuchung deines Babys ist wichtig, um Krankheiten wie unter anderem eine Kuhmilchprotein-Allergie auszuschließen und damit auch das beruhigende Wissen zu haben, dass man nichts »verpasst«. Um deinem Baby zu helfen, heißt es meist ausprobieren, denn ihr müsst euch ja erst einmal kennenlernen. Jedes Kind ist anders und ein Patentrezept gibt es leider nicht. Letztendlich wirkt meist eine Kombination aus verschiedenen Dingen. Viel und nah an sich tragen, ein Schnuller, Pucken (nicht beim Schlafen) oder Reizabschirmung von Geräuschen oder Licht beruhigen. Routinen und ein geregelter Schlafrhythmus helfen ebenfalls. Bewegung in Form einfachen Schuckelns, des »Elefantengangs«, eines Spaziergangs, einer Autofahrt oder leichten Hopsens auf einem Gymnastikball sind weitere Tipps. Gleichmäßige Geräusche – es gibt ganze Playlists zur freien Verfügung – oder ein warmes Bad können ausprobiert werden. Um auch dem vielleicht zwickenden Bauch zu helfen, können der Fliegergriff, das Tragen über der Schulter oder eine Bauchmassage helfen. Achte darauf, dass die Hose oder die Windel den Bauch nicht einschnürt.

Um dein Baby beim Trinken nicht so viel Luft schlucken zu lassen, ist es ratsam, auf eine richtige Stilltechnik zu achten (zum Beispiel, dass sich sowohl Brustwarze als auch Vorhof beim Saugen im Mund befinden), die

Flasche bei der Zubereitung der Säuglingsnahrung nicht zu sehr zu schütteln und sie danach wenige Minuten stehen zu lassen, damit die Luftbläschen nach oben steigen und aus der Milch entweichen können. Außerdem können Pausen beim Trinken, das Baby nach dem Trinken aufrecht zu halten und ein Bäuerchen machen zu lassen (nach Flaschenmahlzeiten noch wichtiger als nach dem Stillen), oder spezielle Antikolik-Flaschen hilfreich sein.

Es gibt zahlreiche Medikamente, die Linderung von Bauchweh bei Babys versprechen. Homöopathische Mittel, entblähende Tropfen oder einzumassierendes Kümmelöl haben allesamt keine erwiesene Wirksamkeit, jedoch möglicherweise einen Placebo-Effekt. Babys, die noch ausschließlich Milch trinken, dürfen keine Tees angeboten bekommen. Probiotische Tropfen, die *Lactobacillus reuteri* enthalten, können probiert werden.

»Blockaden« der Halswirbelsäule, die oft als Grund für Schreien angegeben werden, gibt es bei Babys nicht, höchstens muskuläre Verspannungen. Ob diese ursächlich für das Schreien sein können, ist aber auch umstritten. Nachhaltig helfen kann ein verändertes Trage- oder Bewegungsmuster, einmaliges »Lösen« hingegen kaum.

Mythos

STILLENDE MÜTTER SOLLTEN AUF BLÄHENDE LEBENSMITTEL VERZICHTEN

Wenn dein Baby schreit, möchtest du alles möglichst richtig machen, um ihm zu helfen. Schnell wird der stillenden Mutter dann ein schlechtes Gewissen gemacht, wenn sie Kohl, Hülsenfrüchte oder Zwiebeln isst. Während sie selbst davon Blähungen bekommen kann (aber nicht muss), gibt es jedoch keine wissenschaftlichen Beweise dafür, dass die entstehenden Gase auch über die Muttermilch in den Darm deines Babys gelangen und dort ebenfalls Blähungen verursachen können. Die Ernährung einer stillenden Mutter sollte nicht eingeschränkt werden, sondern einfach gesund und ausgewogen sein. Weniger Sorgen um die Lebensmittelauswahl bedeuten möglicherweise auch mehr Zeit und Energie für den Umgang mit deinem schreienden Baby.

Osteopathische Behandlungen sollten nur durch erfahrene Fachkräfte durchgeführt werden und haben ebenfalls keine bewiesene oder nachhaltige Wirkung – sie können aber möglicherweise das Baby und damit auch seine Eltern beruhigen.

Ganz wichtig ist es, das Weinen als Teil der normalen kindlichen Entwicklung und einziges Kommunikationsmittel des Babys zu erkennen – es bedeutet nicht immer, dass es ihm schlecht geht. Es will dich weder ärgern, noch bist du an irgendetwas schuld. Frustration und Erschöpfung sind darüber hinaus normal und menschlich. Solltest du stark belastet sein, ist ein Abwechseln mit deiner Partnerin oder deinem Partner, wenn möglich, wichtig. Bist du allein, lege dein Baby sicher ab, gehe kurz aus dem Raum, sammle deine Kräfte und gehe erst danach wieder hinein. Du solltest dein Baby nicht regelmäßig oder lange allein schreien lassen, aber wenn es gerade nicht anders geht, es nur für einen kurzen Moment ist und dafür sorgt, dass du dich danach wieder um dein Kind kümmern kannst und ihm nicht möglicherweise sogar durch Schütteln Schaden zufügst, ist es eine sinnvolle bis notwendige Option! Bei hoher elterlicher Belastung ist es unbedingt ratsam, frühzeitig Hilfe von der Kinderärztin, einer spezialisierten Hebamme oder Schreiambulanz einzuholen. Die guten Nachrichten und die einzige wahre Lösung ist letztendlich die liebe Zeit: Die Schreiphase wird vorbeigehen.

WENN DER STUHLGANG AUSBLEIBT

Aus eigener Erfahrung weißt du vielleicht, wie quälend es sein kann, wenn der Stuhlgang ausbleibt. Auch bei Kindern entsteht bei einer Verstopfung durch Bauchschmerzen, Völlegefühl, Verletzungen des Afters bis hin zum Einkoten ein hoher Leidensdruck. Eine frühzeitige und wirksame Behandlung ist daher sowohl für die körperliche als auch die psychische Gesundheit wichtig.

70 Ab wann spricht man von einer Verstopfung und wie entsteht sie?

Je nach Alter, Flüssigkeitszufuhr und Ernährung kann sich die Häufigkeit des Stuhlgangs bei Kindern deutlich unterscheiden – von dreimal am Tag bis zu alle zwei Tage kann alles normal sein. Kommt es jedoch dauerhaft seltener als dreimal pro Woche zu Stuhlgang, kann eine Verstopfung vorliegen. Weitere Hinweise sind vor allem sehr große Mengen, harter oder schmerzhafter Stuhlgang, wenn dein Kind ihn aus Angst vor Schmerzen zurückhält oder wenn windelfreie Kinder regelmäßig einkoten. Achtung bei flüssigem übelriechendem Stuhlgang: Dieser kann auftreten, wenn sich sehr viel Kot im Enddarm angestaut hat, und spricht trotz der nicht harten Konsistenz für eine Verstopfung. Auch wichtig zu wissen ist, dass durch Muttermilch ernährte Babys häufig nur einmal alle 7 bis 14 Tage Stuhlgang haben, ohne dass es eine Verstopfung ist. Was für dein Baby normal sein kann, kann Eltern sehr ungeduldig machen. Bitte dann nicht rektal manipulieren!

Kinder mit einer Verstopfung können Blähungen, Bauchschmerzen, durch Afterverletzungen blutigen Stuhlgang oder Stuhlschmieren in der Unterhose haben. Manchmal nässen sie ein. Die Ursachen einer chronischen Verstopfung sind ganz unterschiedlich: Sie kann in seltenen Fällen Anzeichen einer Krankheit sein, wie ab Seite 143 genauer erklärt.

Die allermeisten Verstopfungen sind allerdings »funktionell« und damit eine Mischung aus genetischen, durch den Lebensstil bedingten, psychologischen und einigen unbekannten Faktoren. Im ersten Lebensjahr treten sie häufig zum Übergang auf die feste Kost, also zum Beikoststart, auf. Veränderungen wie ein Urlaub, ein neues Geschwisterchen oder elterliche Trennung werden ebenfalls häufig als Ausgangspunkt der Beschwerden beobachtet. Nach einem fieberhaften Infekt, einer Magen-Darm-Grippe oder nach einer Antibiotika-Behandlung kann ebenfalls eine Verstopfung entstehen. Viele Kinder haben mit dem Übergang zur Windelfreiheit Schwierigkeiten, halten den Stuhl ein und bedingen so eine Verstopfung. Sehr wenig Ballaststoffe, übermäßiger Konsum von Kuhmilch oder ausgeprägter Bewegungsmangel können zur Erkrankung beitragen, sind allerdings für gewöhnlich nicht allein ursächlich. Ein wunder Po, kleine

Verletzungen am After durch häufige Zäpfchen- oder Klistiergabe oder häufiges Einführen eines Fieberthermometers können zu einem willkürlichen Einhalten von Stuhlgang aus Angst vor Schmerzen führen.

Den Teufelskreis durchbrechen

Wenn dein Kind einmal die Erfahrung gemacht hat, dass Stuhlgang zu haben Schmerz bedeutet, hat es von nun an Angst, den Stuhl zu entleeren, hält ihn zurück, er wird noch härter, tut noch mehr weh, dein Kind hat noch mehr Angst und so weiter. Hinzu kommt, dass der Stuhldrang irgendwann weniger wird, da sich der Enddarm durch die Stuhlmassen chronisch weitet. Ein komplexer Teufelskreis entsteht. Vor allem bei Kleinkindern, die sich gerade im Übergang zur Windelfreiheit befinden, kommt es schnell dazu, weil das Stuhlgangsverhalten und damit die Kontrolle über die Schließmuskeln noch in einer empfindlichen Phase sind. Daher ist es sehr wichtig, bei den ersten Anzeichen einer Verstopfung sofort zu reagieren, um die Phase der negativen Erfahrungen mit dem Stuhlgang möglichst schnell zu beenden.

71 Welche Maßnahmen können bei einer Verstopfung helfen?

Bei Babys können »Fahrradfahren« mit den Beinen, eine Bauchmassage, der Fliegergriff, überwachte Bauchlage oder eine Anhockstellung hilfreich sein. Die Pflege des Windelbereichs ist wichtig, damit schmerzhafte wunde Stellen nicht zu einem weiteren Einhalten des Stuhls führen. Wenn dein Baby bereits Beikost erhält, kannst du ihm ungesüßtes Pflaumenmus oder etwas Naturjoghurt geben. Birne oder Zucchini können womöglich den Stuhl auflockern. Du kannst der Kost auch etwas mehr Öl als sonst hinzufügen. Manipulationen mit Zäpfchen oder Thermometer sollten aufgrund von Verletzungsgefahr unbedingt vermieden werden. Wichtig: Im Säuglingsalter sollte eine Verstopfung nur eine Phase sein, beispielsweise zum Beikoststart, und danach auch wieder vorbeigehen. Eine anhaltende Verstopfung im Säuglingsalter sollte abgeklärt werden.

Bei einem älteren Kind ist es wichtig, nicht zu schimpfen oder gar zu bestrafen, wenn es den Stuhl einhält oder einkotet. Wenn möglich, solltest du erklären, weshalb es so wichtig ist, dass es Stuhlgang hat. Dafür gibt es auch tolle Bilderbücher oder Videos (»The poo in you«). Des Weiteren sollte die Verdauung nicht ständig Thema sein, sondern nur zu Toilettenzeiten. Bei Bauchschmerzen können eine Wärmflasche, ein warmes Bad oder eine Bauchmassage helfen.

Ernährung und Bewegung werden meist überschätzt, sowohl als Ursache für die Verstopfung als auch für deren Behandlung. Eine ausgewogene Ernährung und regelmäßige Bewegung sind für die Gesundheit wichtig und auch bei Kindern mit Verstopfung empfohlen. Alles darüber hinaus, beispielsweise übermäßig viele Ballaststoffe, bringt keinen weiteren Vorteil. Bei Kindern mit einer chronischen Verstopfung helfen Lifestyle-Veränderungen in den meisten Fällen nur in Kombination mit anderen Maßnahmen.

Zu einer ausgewogenen Ernährung gehören eine ausreichende Zufuhr von Ballaststoffen in Form von Obst, Gemüse und Vollkornprodukten sowie möglichst wenige Fertigprodukte und Süßigkeiten. Dein Kind sollte (ab dem zweiten Lebensjahr) nicht mehr als ein Glas Kuhmilch am Tag trinken. Du kannst ihm gerne probiotische Lebensmittel wie Joghurt,

Mythos

GEGEN EINE VERSTOPFUNG HILFT ES, MEHR ZU TRINKEN

»Dein Kind trinkt aber auch zu wenig, kein Wunder, dass es verstopft ist!« Lasse dich durch diesen häufig gehörten Satz nicht verunsichern. Eine dem Alter angemessene Trinkmenge, die übrigens je nach Kind und Ernährung deutlich variieren kann, ist wichtig für die Gesundheit und sollte immer angestrebt werden. Aber weder ist eine zu geringe Trinkmenge überhaupt der (alleinige) Grund für eine Verstopfung, noch hilft es, wenn dein Kind mehr trinkt als eigentlich notwendig – das führt lediglich zu einer stärkeren Urinproduktion. Biete deshalb deinem Kind in regelmäßigen Abständen etwas zu trinken an, aber verlasse dich auch auf sein Durstgefühl.

Kefir oder Sauerkraut anbieten. Vermeide Säfte oder süße Getränke. Weitere Tipps für eine gesunde Kinderernährung erhältst du ab Seite 23. Gegen die Verstopfung kannst du ausnahmsweise Birnensaft oder Pflaumen in Form von Mus, Saft oder Trockenobst probieren.

Einen besonders großen Stellenwert in der Behandlung der Verstopfung hat das sogenannte Toilettentraining – bei Kindern, die keine Windel mehr tragen. Hierfür setzt sich dein Kind morgens und nach den Mahlzeiten jeweils in Ruhe für fünf bis zehn Minuten auf die Toilette. Dabei darf es ein Buch lesen, mit etwas spielen oder einer anderen ruhigen Lieblingsbeschäftigung nachgehen. Ein entspannter und warmer Sitz mit einem Höckerchen für die Füße, und möglicherweise einem Toilettenaufsatz, sind wichtig. Es kann gerne ein Belohnungssystem mit Stickern oder Ähnlichem eingeführt werden. Der Toilettengang wird so zur fest etablierten und vielleicht sogar beliebten Routine. Was man sich jedoch dabei vor allem zunutze macht, ist, dass der Darm zu den beschriebenen Zeiten am aktivsten und damit die Wahrscheinlichkeit für Stuhlgang am größten ist. So wird wieder ein normales Stuhlgangverhalten ohne Wegdrücken oder Einhalten aufgebaut, meist in Kombination mit einem Stuhlweichmacher, wie du in der nächsten Frage erfährst.

72 Welche Medikamente sind bei einer Verstopfung sinnvoll?

Der wichtigste Wirkstoff für Kinder mit einer Verstopfung ist der Stuhlweichmacher Macrogol. Es gibt ihn in Pulverform zum Auflösen im Getränk oder in bereits vorgefertigter Lösung und er kann ab einem Alter von sechs Monaten gegeben werden. Macrogol wird nicht vom Darm aufgenommen, sondern verlässt ihn unverändert. Unterwegs bindet es jedoch Flüssigkeit, und macht den Stuhl dadurch weich und geschmeidig – so kann es wieder »flutschen«. Nebenwirkungen außer manchmal Bauchweh oder Durchfall bei zu hoher Dosierung gibt es nur selten und ein befürchteter Gewöhnungs- oder gar Abhängigkeitseffekt stellt sich im Gegensatz zu anderen Abführmitteln nicht ein. Oft lässt sich eine Verstopfung ohne Macrogol nicht effektiv genug durch andere Maßnahmen behandeln. Dann kann das Mittel deinem Kind essenziell helfen.

Die richtige Dosis wird ärztlich besprochen. Sie ist oft zu Anfang der Verstopfung kurzzeitig recht hoch, um den Darm von den angestauten Stuhlmassen zu befreien – diese erste Runde sollte, wenn möglich, unbedingt am Wochenende eingeplant werden. Danach muss die zu deinem Kind passende Macrogol-Menge zu einem gewissen Maße von dir ausprobiert werden: Das Ziel ist ungefähr täglicher Stuhlgang mit einer cremigen Konsistenz. Ist der Stuhl noch zu hart, wird die Macrogol-Dosis erhöht, ist er zu flüssig, wird sie wieder reduziert. Neben der ausreichenden Dosierung ist die Dauer der Gabe wichtig: Macrogol muss bei einer chronischen Verstopfung normalerweise mehrere Monate, manchmal Jahre gegeben werden, da sich erst dann die Darmweite und das Stuhlgangsverhalten nachhaltig bessern – kurz, erst dann kann der Teufelskreis effektiv durchbrochen werden. Es gibt eine Faustregel, die besagt, dass die Verstopfung so lange behandelt werden muss, wie sie vor Beginn der Therapie bestanden hat. Sollte man zu früh wieder aufhören, macht dein Kind gegebenenfalls erneut eine schlechte Erfahrung mit schmerzhaftem Stuhlgang und das Ganze beginnt von vorne. Die Therapie mit Macrogol sollte von Toilettentraining, wie ab Seite 141 beschrieben, und einer ausreichenden Zufuhr von Flüssigkeit begleitet werden.

Was (eher) nicht zu empfehlen ist

Der Zucker Laktulose bindet, wie Macrogol, ebenfalls Flüssigkeit, hat aber im Vergleich Nachteile: Die Wirkung ist deutlich schwächer und es kommt häufiger zu Blähungen, Durchfällen oder Bauchschmerzen. Laktose, also Milchzucker, wird nicht mehr zur Behandlung einer Verstopfung eingesetzt, da die Wirkung zu gering ist und es zu viele unangenehme Nebenwirkungen gibt.

Rektale Einläufe, Klistiers oder Zäpfchen zur Behandlung der Verstopfung sollten eine absolute Ausnahme sein und werden nur in schweren Fällen notwendig. Alles, was rektal manipuliert, kann dein Kind traumatisieren oder zu Verletzungen führen und hat keinen nachhaltigen Effekt.

73 Kann eine Verstopfung gefährlich sein?

Nur in seltenen Fällen wird eine Verstopfung durch eine Krankheit verursacht. Dazu gehören unter anderem eine Kuhmilchproteinallergie (im Säuglingsalter), eine Zöliakie, eine Erkrankung des Darmnervensystems *(Morbus Hirschsprung)* oder eine Schilddrüsenunterfunktion.

Alle anderen Verstopfungen sind sehr belastend, aber nicht gefährlich – sie müssen nur unbedingt korrekt, konsequent und lange genug behandelt werden. Deshalb ist es nach dem ärztlichen Ausschluss einer Krankheit auch so wichtig, nicht weiter nach einer Ursache zu suchen, sondern seine Zeit und Energie der Behandlung zu widmen.

Eine ärztliche Vorstellung ist nicht nur zum Ausschluss von Erkrankungen wichtig, sondern vor allem zur ausführlichen Beratung, Planung der Therapie und Kontrollen im Verlauf.

Spätestens bei blutigen oder bleistiftdünnen Stühlen, Einrissen im After, sehr früher oder sogar seit Geburt bestehender Verstopfung, starken Schmerzen, ausgeprägter oder lang bestehender Verstopfung, bei Erbrechen oder verändertem Essverhalten sollte dein Kind genauer untersucht werden.

WENN DER PO JUCKT

Zu viel, aber auch zu wenig Hygiene kann den After deines Kindes reizen und zu Juckreiz führen. Deshalb ist eine tägliche sanfte Reinigung mit klarem Wasser oder einer milden Waschsubstanz ausreichend. Achte außerdem auf Baumwollunterwäsche. Ist die Haut um den After stark gerötet, kann auch eine Entzündung durch Bakterien oder Pilze vorliegen. Der häufigste Grund für ausgeprägten analen Juckreiz ist allerdings klein und bewegt sich: ein Madenwurm. Wie du herausfinden kannst, ob dein Kind Würmer hat, und vor allem, wie man sie wieder loswird, erfährst du in den folgenden Fragen.

74 Woher weiß ich, dass mein Kind Würmer hat?

Die typische Wurmerkrankung bei Kindern ist der Madenwurmbefall. Die kleinen Tiere sind ungefähr einen Zentimeter lang, weiß und leben gern im menschlichen Darm. Die Ansteckung mit Würmern erfolgt über eine Schmierinfektion, also der Übertragung durch Berührung, und deshalb betrifft sie Kinder besonders häufig: Sie nehmen oft Gegenstände oder die Hand in den Mund, und führen noch keine selbstständige Hygiene durch. Die sehr klebrigen Wurmeier können an infizierten Oberflächen oder direkt an den Händen oder unter den Nägeln einer betroffenen Person, seltener in der Erde oder im Sand, bis zu mehreren Tagen überleben. Kommt dein Kind damit in Kontakt, gelangen die Eier in den Mund und dann in den Darm. Hier reifen sie dann zu Würmern. Nach einigen Wochen krabbeln die Würmerweibchen vor allem nachts aus dem Enddarm und legen am After ihre Eier ab. Das juckt ganz furchtbar, dein Kind kratzt sich, steckt die Hand danach wieder in den Mund – und das Ganze beginnt von vorne. Um den Teufelskreis zu durchbrechen und andere nicht anzustecken, sind deshalb das Vermeiden von Kratzen und die Handhygiene so wichtig.

Man geht nicht nur von einem Befall aus, wenn man die Würmer im Stuhl oder aus dem Po krabbeln sieht, sondern auch bereits, wenn dein Kind nachts diesen ausgeprägten Juckreiz hat. Oft ist der Po davon schon richtig wund oder man sieht Kratzspuren. Es gibt auch einen Test auf Würmer: Du drückst morgens, vor dem Stuhlgang und dem Waschen, mehrmals hintereinander einen gewöhnlichen Klebestreifen auf den After, ziehst ihn vorsichtig wieder ab und bringst ihn in die Arztpraxis. Dort kann er unter einem Mikroskop auf Eier untersucht werden. Diese Methode kommt aber eher selten zum Einsatz, weil der Wurmbefall meist einfach und ziemlich eindeutig auch durch den typischen Juckreiz oder die Wurmsichtung festgestellt werden kann. Dies reicht meist für einen Behandlungsbeginn aus. Normalerweise ist das betroffene Kind bis auf den Juckreiz beschwerdefrei, seltener kommt es zu Bauchschmerzen, Verstopfung oder Durchfall.

75 Wie werden wir die Würmer schnell wieder los?

Bei Wurmbefall ist üblicherweise eine Behandlung mit Medikamenten notwendig, die ärztlich verordnet werden. Es gibt verschiedene Wirkstoffe, die als Saft oder Tablette eingenommen werden und dann die Würmer abtöten. Da sie zum größten Teil im Darm bleiben und nicht systemisch aufgenommen werden, haben sie wenig Nebenwirkungen. Wenn nicht anders besprochen, ist es sehr wichtig, die Behandlung nach zwei und vier Wochen zu wiederholen, da dann die Eier geschlüpft sind und erst jetzt die »neuen« Würmer ebenfalls abgetötet werden können. Ansonsten kannst du den zuvor beschriebenen Kreislauf nicht effektiv unterbrechen. Oft empfohlene Hausmittel haben keine ausreichende Wirksamkeit.

Zusätzlich zum Medikament sind gewisse Hygienemaßnahmen sehr wichtig, um eine Wiederansteckung deines Kindes oder eine Ansteckung anderer Personen zu verhindern:

▶ Wasche Bettwäsche und getragene Kleidung, insbesondere Unterwäsche deines Kindes bei mindestens 60 Grad Celsius, aber mit normalem Waschmittel, jeweils am Morgen nach der ersten und der wiederholenden Behandlung.

▶ Vermeide das Ausschütteln der Bettwäsche, damit keine Eier verteilt werden.

▶ Wasche dein Kind jeden Morgen. Am besten eignet sich Duschen, damit die Eier nicht durch einen Waschlappen oder im Badewasser verteilt werden. Reinige das Genital deiner Tochter von vorne nach hinten.

▶ Verwendet keine gemeinsamen Handtücher und Waschlappen.

▶ Alle Familienmitglieder sollten sich die Fingernägel kürzen und bürsten, und sich regelmäßig die Hände waschen, vor allem nach dem Toilettengang oder Wickeln und vor dem Essen.

Manchmal kann es durch den nächtlichen Juckreiz zu Schlafstörungen, Konzentrationsstörungen am Tag, zu Einnässen oder Entzündungen am

Po kommen. Deshalb ist eine gute Behandlung wichtig. So eklig die Würmer und so quälend der Juckreiz auch sein können, ist ein Befall in den allermeisten Fällen jedoch ungefährlich.

76 Immer wieder Würmer – wie wird mein Kind endlich wurmfrei?

Wenn dein Kind trotz der medikamentösen Behandlung und sorgfältig ausgeführter Hygienemaßnahmen immer wieder Würmer bekommt, ist meist eine mehrwöchentliche Therapie mit dem Medikament notwendig.

Im Normalfall werden beschwerdefreie Familienmitglieder nicht medikamentös mitbehandelt. Nur wenn jemand anderes ebenfalls Symptome der Wurmerkrankung zeigt, ist eine Behandlung notwendig. Anders sieht das aus, wenn dein Kind immer wieder Würmer hat. Dann werden zur Sicherheit meist einmal alle Familienmitglieder, auch wenn sie keine Anzeichen eines Befalls zeigen, mit Medikamenten behandelt, einschließlich der Wiederholungsbehandlungen. Denn manchmal hat sich jemand angesteckt, merkt es nicht und gibt die Infektion trotzdem weiter. Diesen Kreislauf will man durchbrechen. Haustiere stecken sich nicht mit Madenwürmern an und müssen demnach nicht mitbehandelt werden.

Übrigens spricht bei Madenwurmbefall nichts gegen einen Kita- oder Schulbesuch, wenn dein Kind die erste Behandlung erhalten hat und die Hygienemaßnahmen sorgfältig durchgeführt werden. Vor allem das regelmäßige Händewaschen ist wichtig – wenn es aber insgesamt fit ist, besteht kein Besuchsverbot. In der Kita oder Schule sollte dafür gesorgt werden, dass alle Kinder mit Hinweisen auf einen Madenwurmbefall eine ausreichende Therapie erhalten, damit sich dein Kind nicht wieder bei jemandem ansteckt.

WENN ES BEIM WASSERLASSEN BRENNT

Wenn dein Kind Schmerzen an der Vulva oder am Penis angibt, kann das an einer Entzündung des Genitals liegen. Wenn stattdessen vor allem Beschwerden beim Wasserlassen im Vordergrund stehen und vielleicht noch Bauchweh hinzukommt, könnte dies für eine Blasenentzündung sprechen. Wie du deinem Kind jeweils helfen kannst, erfährst du auf den folgenden Seiten.

77 Woran erkenne ich eine Blasenentzündung?

Eine Entzündung der Harnwege wird durch Bakterien, üblicherweise Darmbakterien, verursacht. Wenn sie vom Enddarm über das Genital in die Harnröhre gelangen, können sie unter gewissen Umständen in die Blase oder sogar bis zu den Nieren vordringen. Dies passiert bei Mädchen häufiger als bei Jungen (außer in den ersten Lebenswochen), vor allem, weil sie eine kürzere Harnröhre und damit die Bakterien einen kürzeren Weg in die Blase haben.

Bei einer Blasenentzündung brennt und pikst es beim Wasserlassen – dein Kind jammert und windet sich meist ordentlich dabei ... Typisch ist auch, dass es immer wieder auf die Toilette muss, aber kaum etwas oder nur kleine Mengen kommen. Manchmal vermeidet es aus Angst vor den Schmerzen das Wasserlassen auch oder nässt ein. Es greift sich vielleicht zwischen die Beine oder kratzt sich dort. Krampfartige Unterbauchschmerzen können hinzukommen. Der Urin ist oft trüb oder sogar leicht blutig, manche Eltern berichten von einem auffälligen Geruch. Ist dein Kind bis auf die Schmerzen fit, ist höchstwahrscheinlich nur die Blase selbst entzündet. Wenn es zusätzlich Fieber, Durchfall, Rücken-, Flankenschmerzen oder Erbrechen hat, hat sich die Entzündung möglicherweise ausgebreitet und es ist zu einer Nierenbeckenentzündung gekommen. Die Schmerzen beim Wasserlassen können bei dieser sogar ganz fehlen.

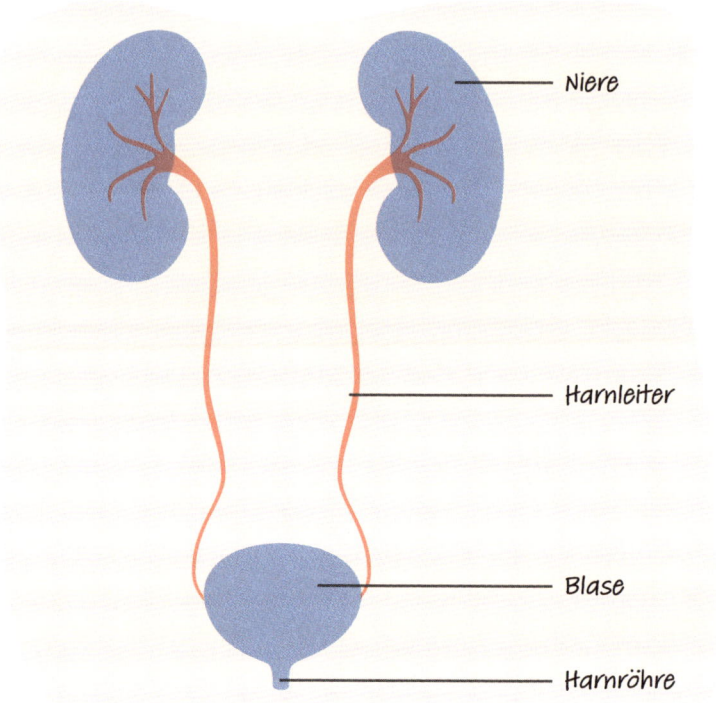

Niere

Harnleiter

Blase

Harnröhre

Bei einer Harnwegsinfektion ist häufig nur die Blase betroffen. In seltenen Fällen breitet sich die Entzündung bis in die Nieren aus.

Vor allem Säuglinge und kleine Kinder mit einem Harnwegsinfekt haben ausschließlich diese eher uneindeutigen Symptome, also Fieber, Durchfall, Erbrechen oder ein schlechteres Trinkverhalten. Eine zeitnahe Untersuchung ist bei ihnen besonders wichtig.

Wenn dein Kind über Schmerzen beim Wasserlassen klagt, kann auch das äußere Genital entzündet sein und nicht die Blase. Hier lohnt sich also unbedingt ein prüfender Blick – weitere Informationen dazu findest du ab Seite 151.

Die Urinuntersuchung

Um herauszufinden, ob die Harnwege tatsächlich von einer Entzündung betroffen sind, wird der Urin auf Bakterien und Entzündungszeichen untersucht. Solltest du also vermuten, dass dein Kind eine Blasenentzündung hat, kann es von Vorteil sein, dass du schon zum Termin in der Praxis eine Urinprobe mitbringst – in der vollen Praxis klappt das Wasserlassen oft nicht so schnell und einfach. Reinige das Genital vorher sanft, aber gründlich, mit klarem Wasser, denn ansonsten wird der Test, unter anderem durch die sich auf der Haut befindenden Bakterien, verfälscht. Bei Kindern, die bereits aufs Töpfchen oder die Toilette gehen, reicht es dann, einen sauberen Behälter, etwa ein Glas mit Schraubverschluss, unter den Harnstrahl zu halten oder zu stellen. Wenn du es schaffst, ist der Mittelstrahl optimal: Eine kleine Menge Urin geht in die Toilette, der größte Teil in den Becher, der letzte Teil wieder in die Toilette. Im Zweifel ist jeder Urin wertvoll – auch wenn er nicht ausschließlich dem Mittelstrahl entnommen wurde.

Babys und Kinder, die eine Windel tragen, können selbstverständlich nicht willkürlich in einen Becher machen. Deshalb wird ihnen, nach einer sanften Reinigung des Windelbereichs, ein selbstklebender Urinbeutel mit einem Loch über das Genital auf die Haut geklebt. Nun heißt es abwarten, reichlich Flüssigkeit anbieten und immer mal wieder hineinschauen. Sobald der Beutel gefüllt ist, kannst du ihn abnehmen und entweder verschlossen transportieren oder direkt in einen Becher füllen. Diese Art des Uringewinns ist leider nicht sonderlich sauber, da der Urin im Beutel lange Kontakt mit Hautbakterien und vielleicht sogar mit dem Stuhl hatte und damit häufig verunreinigt ist. Deshalb ist im Falle eines auffälligen Urinbefunds normalerweise immer auch noch ein sogenannter *clean catch* notwendig: Das Baby wird unten herum freigemacht, darf auf einer wasserabweisenden Unterlage spielen und wenn es anfängt zu urinieren, wird ein Becher darunter gehalten. Manchmal helfen dabei auch ein kühler Waschlappen oder sanftes Klopfen auf den Unterbauch. Die Uringewinnung kann anstrengend sein, ist aber oft sehr wichtig für die richtige Diagnose.

Gib den Urin möglichst sofort, spätestens aber innerhalb der nächsten ein bis zwei Stunden in der Arztpraxis ab. Wenn dies nicht möglich ist, lagere ihn im Kühlschrank, damit die Bakterien sich nicht immer weiter vermehren und das Testergebnis verfälschen.

78 Was hilft bei einer Blasenentzündung?

Wenn ein älteres Kind eine beginnende Blasenentzündung hat, also kein Fieber hat und ansonsten fit ist, kann es sich lohnen, erst einmal abzuwarten und es viel trinken zu lassen – dann verschwinden die Beschwerden in manchen Fällen auch wieder ohne Antibiotikum. Aber auch ein Kind mit einer bereits ärztlich festgestellten und behandelten Entzündung der Harnwege sollte viel trinken, damit es häufig Urin lassen muss und die Bakterien »herausgespült« werden können. Gegen die Schmerzen beim Wasserlassen und das Bauchweh helfen vorsichtige Wärme auf den Bauch, warme Sitzbäder oder ein Schmerzmittel.

Wenn dein Kind ein Antibiotikum einnehmen muss, bekommt es meist ein Pulver zum Anrühren verordnet, das mehrere Tage eingenommen werden soll. Informationen zur Zubereitung erhältst du ab Seite 75, Tipps zur Verabreichung ab Seite 52. Hierdurch verschwinden die Beschwerden meist schnell. Ein Antibiotikum ist bei einer Blasenentzündung häufig und bei einer Nierenbeckenentzündung eigentlich immer notwendig. Babys oder sehr kranke Kinder mit einer Harnwegsentzündung müssen das Medikament manchmal im Krankenhaus über eine Infusion erhalten.

Immer wieder Harnwegsinfektionen

Spätestens wenn dein Kind immer wieder eine Infektion der Harnwege hat, erfolgen zum Ausschluss von Fehlbildungen normalerweise weitere Untersuchungen wie ein Ultraschall. Manchmal wird zur Verhinderung weiterer Entzündungen empfohlen, über eine gewisse Zeit dauerhaft Antibiotika einzunehmen. Das soll die Nieren vor Schädigungen durch weitere Harnwegsinfektionen schützen.

Wenn du einer Blasenentzündung vorbeugen möchtest, solltest du häufig die Windeln wechseln und beim Saubermachen immer darauf achten, von vorne nach hinten abzuwischen. Sobald Mädchen auf das Töpfchen oder die Toilette gehen, sollten sie angeleitet werden, sich gerade hinzusetzen und nicht mit dem Gesäß in der Schüssel zu »hängen«, damit der Urin besser abfließen kann und sich nicht im hinteren Scheideneingang sammelt. Egal ob Junge oder Mädchen, dein Kind sollte sich immer, auch in der Kita oder Schule, regelmäßig Zeit für den Toilettengang nehmen und die Blase möglichst ganz entleeren. Vermeidungsverhalten und Rückhaltetechniken – »Ich möchte doch nur noch kurz zu Ende spielen!« – sollten vermieden werden. Eine ausreichende Trinkmenge ist ebenfalls hilfreich. Das sind ungefähr fünf bis sieben Getränke pro Tag, bei Kleinkindern insgesamt ungefähr 800 bis 900 Milliliter, bei Grundschulkindern ein Liter am Tag. Eine bestehende Verstopfung sollte behandelt werden, da sie auch zu Ausscheidungsstörungen des Urins und damit eher zu Harnwegsentzündungen führen kann. Stillen kann das Risiko für Harnwegsinfekte in den ersten Lebensmonaten senken. Die Vermeidung von Sitzen auf kalten Oberflächen oder längeres Tragen von nassen Hosen ist immer ein guter Ratschlag, auch wenn es gewiss nicht der ausschlaggebende Faktor für eine Blasenentzündung sein wird.

Bei älteren Kindern, die immer wieder eine Blasenentzündung haben, wird manchmal Cranberry (als Saft oder Kapseln) oder ein bestimmter Zucker *(D-Mannose)* eingesetzt. Dies kann nach ärztlicher Rücksprache probiert werden, die Wirksamkeit ist bei Kindern allerdings unsicher.

79 Mein Kind hat einen entzündeten Penis – was jetzt?

Wenn sich die Vorhaut und die Eichel entzündet haben, sind sie gerötet, geschwollen und schmerzen. Unter der Vorhaut kann sich eitrig-schmieriges Sekret befinden. Dein Kind weint möglicherweise beim Wasserlassen oder fasst sich immer wieder ans Genital. Der Penis sollte nun einige Male am Tag vorsichtig, aber sorgfältig gereinigt werden. Verwende hierfür klares Wasser, oder gegebenenfalls eine Wundspüllösung oder ein Wund- und Schleimhautdesinfektionsmittel ohne Alkohol. Tauche den ganzen Penis in die Flüssigkeit ein, damit sie auch unter die Vorhaut gelangen und sie dort reinigen kann. Die Wundspüllösung oder eine andere antiseptische Lösung oder ein Gel kann auch für Umschläge um den Penis verwendet werden. Zusätzlich können Sitzbäder mit synthetischen

Gerbstoffen probiert werden. Manchmal wird eine antibiotische Salbe verordnet. Es können auch Schmerzmittel notwendig werden, insbesondere damit dein Kind aus Angst vor Schmerzen nicht den Urin zurückhält. Zur Vorbeugung einer Entzündung sollten die Hände vor dem Kontakt mit dem Penis immer gut gewaschen werden. Wechsle die Unterwäsche deines Kindes regelmäßig und lasse es keine zu engen oder reibenden Hosen tragen.

Vorhautverklebung – erstmal ganz normal

Die Hauptursache einer Penisentzündung ist in den meisten Fällen eine Verengung oder Verklebung der Vorhaut. Es ist in den ersten Lebensjahren völlig normal, dass sich die Vorhaut noch nicht zurückschieben lässt, und kein Grund zur Sorge. Die Vorhaut darf niemals mit Kraft zurückgezogen werden, da es zu Verletzungen und Narben kommen kann. Im Laufe der Jahre löst sich die Verklebung ganz von selbst. Es bedarf aber einer regelmäßigen Pflege, damit es eben nicht zu Entzündungen kommt: Der Penis sollte täglich gründlich mit klarem Wasser gewaschen werden, auch so gut es geht unter der Vorhaut. Sie darf dafür minimal zurückgezogen werden, aber immer nur so weit, wie es ohne jegliche Schmerzen oder gar Verletzungen möglich ist. Am besten lernt dein Kind dies ab dem Alter von drei bis vier Jahren selbst, beispielsweise in der Badewanne. Häufig spielen Kinder hier ohnehin gerne mit ihrem Genital. Manchmal befindet sich Smegma unter der Vorhaut, also helles eingedicktes Sekret. Das ist normal und muss nicht entfernt werden, wenn es nicht zu Beschwerden führt. Nur wenn auch noch nach Abschluss der Pubertät eine Vorhautverengung besteht, oder es durch sie zu Harnwegsinfekten, Schmerzen beim Wasserlassen oder wiederkehrenden Entzündungen der Eichel kommt, ist eine Therapie notwendig. Hier reicht manchmal schon eine Kortisoncreme über einige Wochen aus, die die Vorhaut elastischer macht. Ansonsten kann eine Operation notwendig werden.

80 Meinem Kind tut die Vulva weh – was hilft?

Eine Entzündung der Vulva und der Vagina ist eine häufige Erkrankung bei Mädchen. Es kann zu leichtem Ausfluss, einer sichtbaren Rötung, Juckreiz und auch Schmerzen beim Wasserlassen kommen. Entzündungshemmende Sitzbäder mit synthetischen Gerbstoffen können helfen. Tupfe die Haut danach nur vorsichtig ab, damit sie nicht weiter irritiert wird. Du kannst zusätzlich mehrmals täglich eine Pflege mit Zinksalbe oder eine Fettcreme mit synthetischen Gerbstoffen auftragen.

Am wichtigsten ist es, die Ursache von Scheidenentzündungen zu kennen, insbesondere wenn sie häufiger auftreten: Mädchen sind zwischen Säuglings- und Pubertätsalter in ihrer hormonellen Ruhephase. Es wird weniger Östrogen produziert und die Haut im Genitalbereich ist dünn und empfindlich. Auch begünstigt ein höherer pH-Wert der Vagina das Wachstum von Bakterien, die beispielsweise aus dem Darm dorthin gelangt sind. Außerdem gibt es bei Mädchen noch kein schützendes Fettpolster oder Behaarung der Schamlippen. Auch besteht bei Kindern, die gerade zunehmend autonom werden (»Ich will das alleine machen!«) oft eine unzureichende Hygiene: Sie möchten selbst abwischen, machen dies aber nicht gründlich genug oder von hinten nach vorne, womit Darmkeime in die Scheide gelangen. Sie möchten vielleicht den Toilettenaufsatz nicht verwenden und »hängen« dann mit dem Gesäß in der Schüssel, damit läuft der Urin in die Vagina zurück oder bleibt im hinteren Scheidenausgang hängen. Es kommt zum Nachtröpfeln in die Unterhose, wo der ständige Urinkontakt zu Hautrötung und Reizungen führt. Deshalb gilt es zur Vorbeugung von Scheidenentzündungen ein gesundes Hygiene- und Toiletten-Verhalten anzuleiten. Dazu gehören ein Fußbänkchen, vielleicht ein Toilettenaufsatz und eine aufrechte bis leicht vorgebeugte Haltung mit etwas gespreizten Beinen.

Außerdem ist die regelmäßige, aber sanfte Körperhygiene wichtig. Verwende keine Dusch- oder Waschmittel, sie können die Vaginalflora stören und enthaltene Duftstoffe, Alkohole oder Konservierungsstoffe können die Haut reizen. Klares Wasser ist ideal, und eine Reinigung mit der Dusch-

brause macht einen reibenden Waschlappen entbehrlich. Die Hände sollten vor dem Kontakt mit der Scheide immer gut gereinigt werden – wichtig
vor allem bei Mädchen, die sich häufig zur Stimulation oder gewohnheits-
mäßig in die Hose greifen. Verwendet Handtücher getrennt voneinander.
Achte auf Unterwäsche aus Baumwolle und einen regelmäßigen Wechsel,
insbesondere bei Nässe. Alles, was den Genitalbereich reizt, beispielsweise
enge oder reibende Kleidung, sollte vermieden werden.

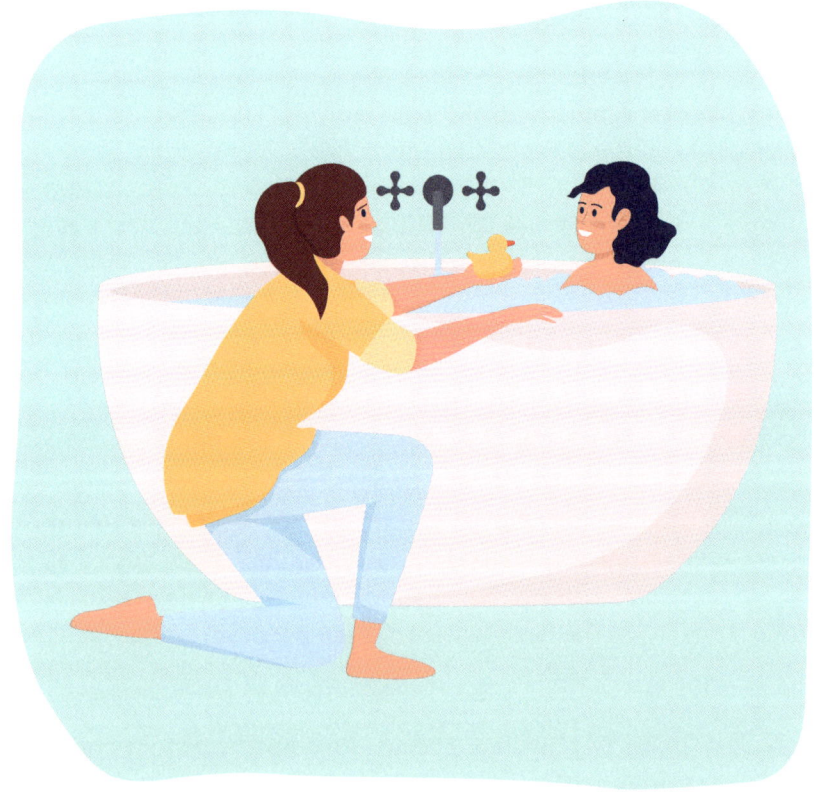

Egal ob Badewanne, Dusche oder Katzenwäsche: Am besten reinigst du
das Genital deines Kindes einmal täglich mit klarem Wasser.

Andere Gründe für Vulvabeschwerden

Eine Pilzinfektion, wie sie erwachsene Frauen gut kennen, gibt es bei Kindern vor der Pubertät nur sehr selten und ist damit fast nie Grund für eine juckende Vulva oder Vagina. Bei chronischem Juckreiz, einem häufigen Wundsein und vielleicht einer weißlichen Verfärbung der Vulva ist vielmehr an einen Lichen sclerosus, eine entzündliche Hauterkrankung, zu denken. Diese wird mit Kortisoncreme behandelt. Eine starke und scharf abgegrenzte Rötung könnte eine Infektion mit Streptokokken-Bakterien sein, die antibiotisch behandelt werden muss. Auch ein starker Ausfluss, vor allem, wenn übelriechend oder verfärbt, muss weiter abgeklärt werden.

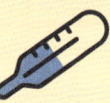

5

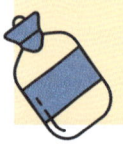

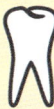
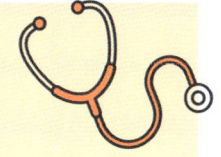

HAUT

DAS GRÖSSTE ORGAN

Juckreiz, Pickelchen, Rötungen – da könnte man glatt aus der Haut fahren! Ob ein Ausschlag ein Zeichen für eine ansteckende Kinderkrankheit, eine chronische Erkrankung wie Neurodermitis oder eher völlig harmlos ist, ist für Eltern oft nicht leicht zu unterscheiden. Du erfährst deshalb in diesem Kapitel, wie du die Ursache von Hauterscheinungen erkennen und deinem Kind am besten helfen kannst. Denn wir möchten ja, dass es mit heiler Haut davonkommt!

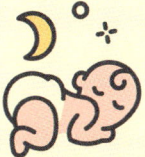

WENN SICH DIE HAUT ENTZÜNDET

Mit der Größe der Haut kann es auch zu einer Vielzahl an Problemen und damit einhergehenden Sorgen kommen. Die größte Angst bereitet wohl die Neurodermitis. Sie ist eine häufige und oft sehr belastende Erkrankung, doch fundiertes Wissen ist manchmal unter den gut gemeinten Ratschlägen und weitverbreiteten Mythen schwer zu finden. Hier erfährst du, wie die Neurodermitis nach aktuellem wissenschaftlichem Stand entsteht, und vor allem, was am ehesten hilft. Und auch über den Windelausschlag und die weniger bekannte, aber ebenfalls häufige Nesselsucht wollen wir sprechen.

81 Warum hat mein Kind einen Hautausschlag und muss ich was tun?

Wenn du bei deinem Kind einen Hautausschlag entdeckst, denkst du womöglich zuerst an umgangssprachliche »Kinderkrankheiten«. Diese kannst du in den meisten Fällen daran erkennen, dass dein Kind nicht ausschließlich Auffälligkeiten der Haut zeigt, sondern zusätzlich andere Symptome wie Halsschmerzen, Schnupfen, Fieber, Husten, Erbrechen oder Durchfall hat. Eine spezielle Behandlung der Haut selbst ist bei den meisten Kinderkrankheiten normalerweise nicht notwendig. Empfindliche Haut, vor allem Neurodermitis, reagiert aber im Rahmen von Infekten häufig mit einer Zustandsverschlechterung – hier ist eine intensive Pflege wichtig. Dies sind die bekanntesten Kinderkrankheiten mit Hautausschlag:

- ▶ **Hand-Fuß-Mund-Erkrankung:** Bei Schmerzen im Mund oder einer typischen Verteilung der Hauterscheinungen denkt man zum Beispiel an die Hand-Fuß-Mund-Krankheit. Ab Seite 86 erhältst du mehr Informationen hierzu.
- ▶ **Windpocken:** Hinter flüssigkeitsgefüllten, juckenden Bläschen können möglicherweise Windpocken stecken, insbesondere wenn dein Kind nicht dagegen geimpft ist. Alles Wichtige über diese Erkrankung und was du am besten tun kannst, erfährst du ab Seite 181.

▶ **Drei-Tage-Fieber:** Hat dein Kind in den ersten zwei Lebensjahren drei Tage lang Fieber, gefolgt von einem Hautausschlag, könnte es das Drei-Tage-Fieber sein, über das du ab Seite 60 alles nachlesen kannst.

▶ **Scharlach:** Bei Hautausschlag, Fieber und Halsschmerzen könnte Scharlach dahinterstecken, über den du ab Seite 93 weitere Informationen erhältst.

▶ **Ringelröteln** beginnen oft mit einer Rötung der Wangen, die sich dann girlandenförmig auf die Arme und Beine ausbreitet. Die Erkrankung heilt von selbst ab. Kompliziert wird sie vor allem dadurch, dass sie beispielsweise für Ungeborene gefährlich werden kann. Allerdings werden Kinder mit Ringelröteln kaum sichtbar krank und sind trotzdem schon bis zum Auftreten des Ausschlags ansteckend. Sobald die Hauterscheinungen zu sehen sind, ist die Ansteckungsgefahr vorbei.

▶ **Maserninfektionen** und der dadurch entstehende Hautausschlag kommen durch die Impfungen glücklicherweise nur noch sehr selten vor. Lediglich nach der Masern-Impfung kann es in seltenen Fällen im Rahmen einer »Impfkrankheit« zu einem maserntypischen Ausschlag kommen. Dieser ist völlig harmlos und verschwindet von selbst wieder.

▶ **Röteln:** Ein Hautausschlag durch Röteln ist sehr unwahrscheinlich: Die WHO hat Deutschland im Jahr 2020 den Status der Elimination ausgesprochen.[15]

Auch wenn bei deinem Kind keine bestimmte Kinderkrankheit diagnostiziert wird, kannst du dir merken, dass allerlei verschiedene Infekte, auch durch »anonyme« Viren verursacht, Hautausschläge verursachen können. Für einen Hautausschlag kann es darüber hinaus auch folgende, nicht ansteckende Gründe geben:

▶ **Trockene, gereizte Haut oder Neurodermitis:** Ist die Haut trocken, macht sie das angreifbarer und sie ist durch Feuchtigkeit, Wärme oder Schmutz schneller reizbar – es kann zu fleckigen Rötungen

Kinderhaut ist besonders

Kinderhaut hat eine andere Struktur als die von Erwachsenen – die macht sie weich und zart, aber auch sehr empfindlich. Sie reagiert schnell auf Reize, was ganz verschieden aussehen kann: So bekommt dein Kind beispielsweise durch eisige Luft rasch gerötete Wangen oder bei schweißtreibendem Sommerwetter Pickelchen auf Bauch und Rücken. Die Empfindlichkeit der Haut zu kennen, ist auch in Bezug auf Sonneneinstrahlung wichtig: Kinder können schnell einen Sonnenbrand bekommen, der erhebliche Hautschädigungen verursachen kann. Sonnenbrände in der Kindheit erhöhen das Risiko für späteren Hautkrebs und sind damit unbedingt mithilfe von Schatten, Kleidung und Sonnenschutzcreme zu vermeiden.

kommen. Das kann auch bei gesunder Haut ab und zu passieren, allem voran im empfindlichen Windelbereich, und geht normalerweise durch eine nun eingesetzte Hautpflege schnell wieder vorbei. Wenn trockene oder gerötete Haut ein länger andauerndes Problem ist, kann es eine Neurodermitis sein. Das betroffene Kind leidet typischerweise unter einem starken Juckreiz. Ab Seite 161 erfährst du mehr zur Entstehung und Behandlung der Neurodermitis.

▶ **Hautausschlag beim Neugeborenen:** Wenn in den ersten Lebenstagen auf der Haut deines Babys rote Flecken und Pickelchen zu sehen sind, es dabei aber ansonsten gesund und munter ist, handelt es sich wahrscheinlich um einen Neugeborenenausschlag. Er kann am ganzen Körper auftreten, außer an den Handflächen und Fußsohlen, ist harmlos und heilt nach ungefähr einer Woche ohne Behandlung wieder ab. Die Entstehung dieser entzündlichen Hauterkrankung ist nicht vollständig geklärt. Auch Milien, also feste kleine Pickel, die mit weißem Talg gefüllt sind, treten bei Babys häufig auf. Sie erscheinen meist im Gesicht und sind ungefährlich. Wenn es nach einigen Lebenswochen zu geröteten Knötchen auf vor allem den Wangen, der Nase und der Stirn kommt, kann das eine Baby-Akne sein. Sie tritt unter anderem als Folge noch aktiver

Talgdrüsen auf, die im Mutterleib fleißig die Käseschmiere produziert haben. Tägliches Waschen mit warmem klarem Wasser oder einem sanften seifenfreien Waschmittel ist zur Behandlung völlig ausreichend. Vermeide fetthaltige Cremes oder Öle und unterlasse unbedingt ein Ausdrücken der Pickel. In schweren Fällen sind manchmal weitere Untersuchungen notwendig, aber normalerweise verschwindet die Akne nach wenigen Monaten von selbst.

▶ **Nesselsucht:** Wenn es zu einem Hautausschlag mit Quaddeln, also roten, juckenden und leicht erhabenen Schwellungen kommt, steckt wahrscheinlich eine Nesselsucht dahinter. Bekannte Auslöser sind bei Kindern vor allem Allergien oder Infekte. Mehr erfährst du ab Seite 176.

▶ **Petechien:** Eine wichtige Besonderheit bei »Punkten auf der Haut« sind sogenannte Petechien: Das sind neu aufgetretene, stecknadelkopfgroße, nicht wegdrückbare Einblutungen der Haut, die bei starkem Husten, Erbrechen oder Schreien vor allem im Gesicht auftreten können. In manchen Fällen sind sie aber auch ein Zeichen für eine ernste Krankheit, beispielsweise, wenn sie immer wieder auftreten oder das Kind dabei fiebert.

Zusammenfassend lässt sich bei einem Hautausschlag, dessen Ursache nicht klar ist, sagen: Schaue vor allem, wie es deinem Kind insgesamt geht. Ein begleitendes schlechtes Allgemeinbefinden oder Fieber können Warnsymptome sein. Bei einem Kind hingegen, das ausschließlich einen Hautausschlag hat, sonst aber fit und munter und ohne weitere Symptome ist, kann man häufig abwarten, ob das Problem durch einfache Maßnahmen (wie Eincremen) oder von selbst wieder verschwindet.

82 Wie sieht Neurodermitis aus und wie entsteht sie?

Die Beschaffenheit der Haut ist zum Teil genetisch bedingt. Hat man Reibeisenhaut an den Oberarmen, eine verstärkte Linienzeichnung in den

Handflächen oder neigt zu rauen und trockenen Händen, hat man eine Veranlagung zu empfindlicher Haut. Bestehen bei einem Kind jedoch dauerhafte oder ständig wiederkehrende Hautprobleme wie Trockenheit, Rötungen oder Nässen, begleitet von einem mitunter quälenden Juckreiz, hat es nicht nur empfindliche Haut, sondern wahrscheinlich eine Neurodermitis. Es handelt sich hierbei um eine entzündliche, atopische und nicht ansteckende Erkrankung, die eine angeborene Veranlagung voraussetzt und meist in Schüben verläuft. Sie wird auch atopisches Ekzem oder atopische Dermatitis genannt. Dabei steht das Ekzem oder die Dermatitis für die Entzündung der Haut selbst, die Atopie für die Anlagebereitschaft, bestimmte Erkrankungen wie Heuschnupfen, allergisches Asthma, Nahrungsmittelallergien oder eben Neurodermitis zu entwickeln. Für Kinder von Eltern mit einer dieser Erkrankungen besteht daher ein erhöhtes Risiko für die Entwicklung eines atopischen Ekzems. Ungefähr jedes achte Kind ist von einer Neurodermitis betroffen – damit ist sie in Deutschland eine der häufigsten chronischen Erkrankungen im Kindesalter.[16]

Vorbeugung gegen Neurodermitis

Die Veranlagung ist eine Hauptursache des atopischen Ekzems – daher ist es nicht möglich, ein Kind gänzlich davor zu bewahren. Allerdings gibt es einige Dinge, auf die du generell achten und mit denen du das Risiko für eine atopische Erkrankung möglicherweise reduzieren kannst. Hierzu gehören das ausschließliche Stillen für vier bis sechs Monate, eine anschließende vielfältige Ernährung und die Vermeidung von Luftschadstoff- oder Tabakrauchbelastung. Im ersten Kapitel ab Seite 19 findest du mehr Informationen zur Vorbeugung atopischer Erkrankungen. Kinder mit Neurodermitis sollten wie von der STIKO empfohlen geimpft werden. Die Windpocken-Impfung ist für sie besonders wichtig, da es durch die gestörte Hautbarriere zu schweren Verläufen der Erkrankung kommen kann. Übrigens schützt es nach aktuellem Stand nicht vor Neurodermitis, die gesunde Babyhaut regelmäßig einzucremen – nur wenn die Haut sichtbar trocken oder gereizt ist, solltest du sie pflegen.

Die Neurodermitis entsteht durch eine gestörte Barrierefunktion der Haut, zu der es wiederum durch die bereits beschriebene Veranlagung kommt. Die Haut wird also durchlässiger – wie bei einer Mauer, der der Mörtel fehlt. Dadurch geht ihr vermehrt Feuchtigkeit verloren und sie wird trocken. Allergene und Keime können hingegen leichter in die Haut eindringen. Zusätzlich entzündet sich bei Kindern mit Neurodermitis durch ein überempfindliches Immunsystem die Haut schneller und sie ist durch eine erhöhte Nervendichte sensibler.

Die Neurodermitis-Haut kann ganz verschieden aussehen: In den schubfreien Phasen eher schuppend, trocken, verdickt, rissig oder verkrustet, in den akuten Phasen stark gerötet oder nässend. Für gewöhnlich tritt die Neurodermitis erstmalig bei Babys und Kindern unter zwei Jahren auf. Bei ihnen sind oft Gesicht, Kopf, Außenseiten der Arme oder Hinterseiten der Beine, Rücken oder Bauch betroffen, bei älteren Kindern häufig die Knie- und Ellenbeugen.

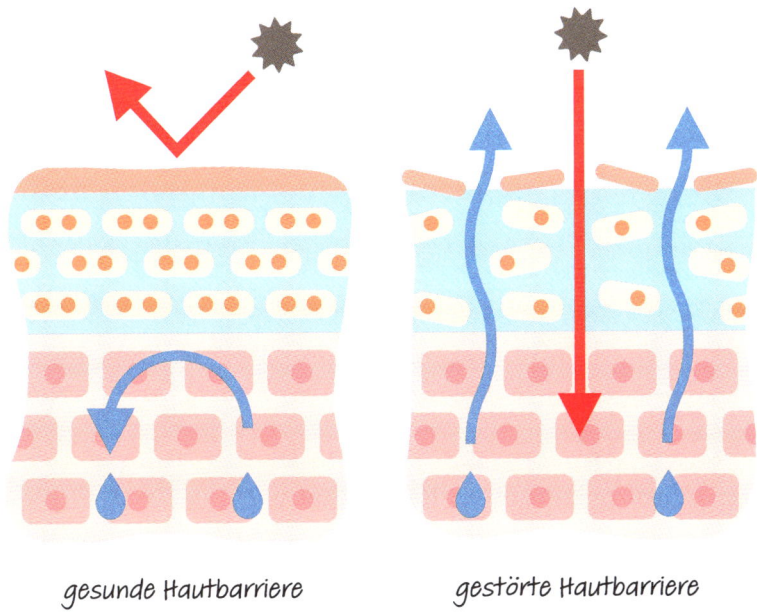

gesunde Hautbarriere   *gestörte Hautbarriere*

Bei der Neurodermitis verliert die Haut schneller Feuchtigkeit und ist durchlässiger für Fremdstoffe.

Die Diagnose Neurodermitis wird durch Nachfragen und das Anschauen der Hauterscheinungen gestellt. Bluttests oder andere Untersuchungen sind für sie nicht notwendig. Die zuvor beschriebenen Eigenschaften der Haut bei Neurodermitis sind nicht beeinflussbar, da sie veranlagt sind. Es gibt allerdings einige Provokationsfaktoren, die einen Schub auslösen oder den Hautzustand verschlechtern können. Auf diese kannst du zum Teil Einfluss nehmen, wie du ab Seite 162 nachlesen kannst.

In den meisten Fällen wird die Neurodermitis im Laufe der Zeit besser. Je früher sie angefangen hat, desto höher ist die Wahrscheinlichkeit, dass sie wieder verschwindet. Beim Großteil der Kinder hat sie sich bis zum Schulbeginn stark gebessert oder ganz »verwachsen«. Also: durchhalten!

83 Eincremen – wie mache ich es richtig?

Grundsätzlich benötigen gesunde Babys und Kinder keine Hautpflege. Manchmal aber ist sie sinnvoll, beispielsweise zum Schutz der Wangen bei Kälte. Oder, wenn die Haut gereizt oder trocken aussieht – jetzt möchte sie Creme. Unabdingbar ist sie bei einer Neurodermitis. Bei ihr ist sie die Basis der gesamten Behandlung. Die Hautpflege führt zu einer Verbesserung des Hautzustandes und einer (kurzfristigen) Wiederherstellung der gestörten Hautbarriere, setzt also an einer der Hauptursachen der Erkrankung an. Die Creme ist wie der fehlende »Mörtel der Haut-Mauer« und damit wirklich enorm wichtig!

Verwende großzügige Mengen, creme ausreichend häufig und konsequent genug ein – auch wenn die Haut gerade gut aussieht – und denke auch an die Stellen, die nicht offensichtlich betroffen sind. Die gestörte Hautbarriere liegt bei einer Neurodermitis zu jedem Zeitpunkt und am ganzen Körper vor. Welche Creme am besten ist, musst du individuell ausprobieren: Es gibt keine immer und bei jedem wirkende Zaubercreme. Das, was vor ein paar Monaten geholfen hat, kann jetzt auf einmal weniger gut vertragen werden. Das, was dem Nachbarn super hilft, kann die Haut bei deinem Kind verschlechtern. Manchmal kann zum Ausprobieren ein Halbseitenversuch nützlich sein: Ein bis zwei Wochen lang wird die eine Körperhälfte mit dem einen Produkt, die andere mit dem anderen Produkt eingecremt. Am Ende der Zeit kannst du den Effekt direkt miteinander vergleichen.

Die wichtigste Regel beim Eincremen, die nicht nur bei Neurodermitis gilt: Je entzündeter die Haut, desto wasserreicher sollte die Pflege sein und je trockener die Haut, desto fettreicher.

Ganz grob lassen sich Pflegeprodukte folgendermaßen einteilen:

▶ **Lotionen** enthalten am meisten Flüssigkeit.
▶ **Cremes** bieten eine Mischung.
▶ **Salben** sind am fettreichsten.

Allein die Beachtung dieser Regel kann schon sehr helfen. Kleiner Hinweis: Da »Creme« die geläufigste Bezeichnung für ein Hautpflegeprodukt ist, wird sie in diesem Ratgeber einfachheitshalber verwendet, ohne jedes Mal Lotion, Creme oder Salbe zu unterscheiden.

Im verwendeten Hautpflegeprodukt sollten keine Duft- und Konservierungsstoffe oder Emulgatoren enthalten sein. Manchmal wird dies durch ein Allergikersiegel auf der Verpackung angezeigt. Die Inhaltsstoffe Glycerin oder Harnstoff, also Urea, halten die Feuchtigkeit länger in der Haut. Urea sollte bei kleinen Kindern oder sehr gereizter Haut jedoch nicht angewandt werden, weil es dann brennt. Bei gewissen Inhaltsstoffen von Naturkosmetika wie Wollwachs (Lanolin), Arnika, Kamille oder Calendula kann es zu Kontaktallergien kommen, deshalb solltest du möglichst darauf verzichten. Öl kann, in Cremes eingearbeitet, gut sein, sollte jedoch nicht regelmäßig pur verwendet werden, da es in dieser Form keine Feuchtigkeit spendet. Vermeide vor allem reines Olivenöl, da es die Haut irritieren kann. Übrigens: Für einige ärztlich verordnete Pflegeprodukte werden die Kosten bei Kindern unter zwölf Jahren mit Neurodermitis von der Krankenkasse übernommen.

Es ist wichtig, dass du das Eincremen fest in den Tagesablauf integrierst und gewisse Routinen etablierst, damit es nicht vergessen und von deinem Kind besser akzeptiert wird. Wasche dir vorher und nachher unbedingt die Hände und behandle die Tube oder Flasche hygienisch. Besser ist es, die

Creme mit einem Spatel oder Löffel als mit dem Finger zu entnehmen, um keine Fremdstoffe zu vermischen, oder sie direkt auf die Haut aufzubringen.

Bei geröteten, feuchten Stellen wie in den Halsfalten können, zusätzlich zu den Pflegecremes, Produkte mit Gerbstoffen oder Zink helfen. Wenn man eine bakterielle Entzündung vermutet, werden desinfizierende Wirkstoffe oder manchmal Antibiotika notwendig.

84 Wann und warum ist Kortison bei Neurodermitis wichtig?

Bei der Behandlung der Neurodermitis kommen kortisonähnliche Wirkstoffe zum Einsatz *(Glukokortikoide)*. Sie setzen ebenfalls an einer Hauptursache der Neurodermitis an: Sie wirken gegen die Entzündung der Haut und sind damit auch juckreizhemmend. Dies macht die Kortison-Wirkstoffe, sobald einfache Pflegemaßnahmen nicht mehr helfen, als nächsten Schritt bei der Behandlung des atopischen Ekzems so wichtig.

Das Kortison kann, frühzeitig und richtig angewandt, schwere Verläufe verhindern und vor allem den Leidensdruck deutlich verringern: Dein Kind kann besser schlafen, hat weniger Schmerzen, kann vielleicht eher die Kita besuchen, ist insgesamt weniger belastet. Es die Entzündung hingegen aktiv »durchmachen« zu lassen, hat wenig Sinn, denn sie erfüllt keinen bestimmten Zweck und verursacht nur Leid. Deshalb ist eine Entmythisierung des Kortisons bei der Neurodermitis so wichtig. Werden altersgerechte, moderne Wirkstoffe verwendet und wird eine korrekte Anwendung sichergestellt, ist es nicht schädlich.

Die Kortisoncreme wird meist erst täglich abends, dann ausschleichend bis zu einer Hautbesserung und sogar manchmal über Monate hinweg proaktiv beispielsweise einmal wöchentlich eingesetzt. Wichtig ist es, empfindliche Hautbereiche wie das Gesicht, wenn überhaupt so verordnet, nur dünn einzucremen. Ebenfalls entzündungshemmend wirken sogenannte Calcineurin-Inhibitoren. Sie können für empfindliche Hautbereiche eingesetzt werden oder allgemein eine Alternative darstellen und damit »Kortison einsparen«.

Kurzfristig ist das Ziel der Neurodermitis-Therapie nicht, dass das Ekzem sofort und für immer verschwindet, sondern dass dein Kind weniger Juckreiz und eine bessere Lebensqualität hat – durch zum Beispiel Hautpflege oder eben Kortison. Langfristig gesehen wird die Neurodermitis mit der Zeit besser oder verschwindet ganz. Deshalb setzen alle Therapien daran an, sie bis dahin bestmöglich zu lindern. Wer verspricht, die Neurodermitis für immer komplett zu heilen, ist in den meisten Fällen nicht seriös.

8 5 Wie erkenne und vermeide ich Provokationsfaktoren bei Neurodermitis?

Provokationsfaktoren zu kennen ist nicht nur für die Kenntnis über die Entstehung einer Neurodermitis, sondern vor allem für ihre Behandlung wichtig. Zu den durch dich nicht beeinflussbaren, veranlagten Eigenschaften der Haut kommen nämlich noch verschiedene Auslöser hinzu, die den Hautzustand verschlechtern können. Hierzu gehören:

- ▶ Kälte oder Wärme, weshalb die Neurodermitis je Jahreszeit besser oder schlechter sein kann
- ▶ eine sehr niedrige oder hohe Luftfeuchtigkeit, langer Wasserkontakt oder Schwitzen
- ▶ Kratzen
- ▶ (fieberhafte) Infekte
- ▶ Stress, Schlafmangel
- ▶ Kleidung aus kratziger Wolle oder luftundurchlässiger Synthetik
- ▶ übermäßige Hautreinigung, insbesondere mit Seifenprodukten
- ▶ Passivrauch
- ▶ gegebenenfalls Allergene wie Pollen, Hausstaub oder Nahrungsmittel

Diese auslösenden Faktoren möglichst zu verhindern oder zu verringern, kann Hautverschlechterungen abmildern. Als Kleidungstextilien eignen sich leichte, weiche und glatte Materialien wie Baumwolle, Leinen oder Seide. Um die Haut nicht zu irritieren, kannst du die Sachen auf links drehen oder die Schilder entfernen. Die Kleidung sollte weit sein und vor dem ersten Tragen gewaschen werden. Die Wahl des Waschmittels ist bei Neurodermitis weniger wichtig, du kannst jedoch einen zusätzlichen Spülgang einstellen, um alle Reste aus der Kleidung zu entfernen. Hygienereiniger sind nicht notwendig. Weichspüler können möglicherweise helfen, weil eine weichere Kleidung angenehmer ist. Antimikrobiell wirkende Schlafanzüge werden manchmal bei einer schweren Neurodermitis verordnet.

Das Kratzen zu unterbinden, ist wohl eines der schwierigsten Dinge bei der Neurodermitis. Es ist jedoch sehr wichtig, denn wir haben ein Juckreizgedächtnis: Je häufiger man kratzt, desto empfindlicher reagiert der Körper nach einiger Zeit auf weitere, schon geringe Reize mit Jucken, was wiederum zum Kratzen führt: Ein Teufelskreis entsteht. Außerdem wird durch das Kratzen die Haut geschädigt, Keime oder Allergene können so leichter eindringen und noch mehr Entzündung und Juckreiz verursachen. Sogenannte Fettfeuchtumschläge, bei denen der eingecremte Körperteil, beispielsweise der Arm, mit einem feuchten Verband und dann schützend mit einem zweiten trockenen umwickelt wird, können angenehm kühlen und gegen das Jucken helfen. Ein Kühlpad oder ein Metalllöffel aus dem Kühlschrank (nie aus dem Gefrierschrank!) schaffen ebenfalls Abhilfe. Auch Eincremen mit einer Pflege, die möglicherweise vorher im Kühlschrank war, hilft. Halte die Fingernägel deines Kindes immer kurz und ziehe ihm vielleicht nachts Baumwollhandschuhe an, um Kratzen im Halbschlaf zu verhindern. Auch Massieren, Drücken oder Klopfen der juckenden Stellen oder Ablenkungs- und Entspannungstechniken bei älteren Kindern sind empfehlenswert. Das instinktiv ausgerufene elterliche »Nicht kratzen!« ruft beim Kind leider nur Schuldgefühle hervor und hilft wenig, sodass du es möglichst vermeiden solltest. Ein angemessenes Mitgefühl und viel Liebe sind wichtig im Umgang mit deinem leidenden Kind, es sollte jedoch auch nicht überbehütet werden: Selbstwirksamkeit ist das Stichwort. Deshalb ist es empfohlen, positives Verhalten zu bestärken und dein Kind in die Hautpflege miteinzubeziehen, sobald möglich.

Wichtig ist: Es gibt nie den einen Auslöser oder die eine vermeidbare Ursache der Neurodermitis. Stattdessen liegt immer eine entsprechende Veranlagung vor, zu der in den meisten Fällen eine Reihe von Provokationsfaktoren hinzukommen, die je nach Kind vollkommen verschieden sein können und sich auch bei einem Kind selbst mit der Zeit immer wieder verändern. Allgemein ist der Verlauf einer Neurodermitis leider sehr wechselnd und oft unvorhersehbar, Zusammenhänge zwischen Auslösern und Schüben herstellen zu wollen, ist verständlich und in gewissem Maße hilfreich, kann jedoch auch viel Energie kosten und nicht immer erfolgreich sein. Deshalb: Schaue dir mögliche Provokationsfaktoren an, versuche, sie zu minimieren, und konzentriere dich ansonsten auf die Therapie der Haut.

Neurodermitis ist so belastend

Neurodermitis kann die Lebensqualität durch den starken Juckreiz, gestörten Schlaf, ihre Unvorhersehbarkeit und zeitaufwendige Therapie stark beeinträchtigen. Deshalb ist eine Neurodermitis-Schulung für betroffene Familien häufig von großem Wert. Hier lernst du von Personen verschiedener Fachdisziplinen alles Wichtige zur Entstehung und Behandlung der Erkrankung und wirst meist über mehrere Wochen beim Ausprobieren neuer Therapietechniken und Bewältigungsstrategien begleitet. Außerdem kannst du dich mit ebenfalls Betroffenen austauschen. Für Letzteres können auch Selbsthilfegruppen eine gute Option sein. Zudem kann eine Rehabilitation in Höhenluft oder am Meer die Neurodermitis verbessern und strapazierte Nerven beruhigen. Eine psychologische oder psychotherapeutische Therapie für dein Kind oder dich sollte frühzeitig eingeleitet werden, wenn die Belastung zu groß wird. Sprich euren Arzt oder eure Ärztin auf diese Maßnahmen an, wenn du das Gefühl hast, dass ihr mehr Unterstützung braucht.

86 Ist Baden schlecht für die Haut?

Um es vorab zu sagen: Nein, Baden ist nicht per se schlecht für die Haut. Es kommt ganz darauf an, wie empfindlich die Haut deines Kindes ist und wie du es badest. Bei sehr widerstandsfähiger Beschaffenheit muss man meist nicht viel beachten. Bei empfindlicher Haut oder vor allem Neurodermitis sind hingegen schonende Maßnahmen wichtig, zum Beispiel eine nur lauwarme Wassertemperatur (maximal 35 Grad Celsius) und eine nicht zu lange Badedauer (höchstens zehn Minuten).

Baden kann dein Kind entspannen und die Haut von Schmutz oder Schweiß, Cremeresten und Schuppen befreien und wird daher bei Neurodermitis sogar oft explizit empfohlen. Wie häufig gebadet werden soll, ist unterschiedlich: Spielt dein Kind viel draußen oder ist es gerade in einer akuten Phase der Neurodermitis, kann tägliches kurzes Baden durchaus gut sein. Ansonsten ist zwei- bis dreimal wöchentlich normalerweise ausreichend.

Reinigungsprodukte sind nicht immer notwendig und sollten, wenn überhaupt, nur sparsam eingesetzt werden und pH-neutral oder seifenfrei sein. Duftende, farbige oder glitzernde Badezusätze für Kinder können die Haut reizen und sind zu vermeiden. Ob Ölbäder einen Vorteil bringen, ist nicht sicher – deshalb werden sie nicht routinemäßig empfohlen. Es ist eine erhöhte Vorsicht geboten, um Unfälle zu vermeiden, da die Wanne und das Kind selbst sehr rutschig werden können. Vorsichtiges Trockentupfen und eine sofortige Hautpflege sind nach dem Baden immer wichtig.

87 Wird Neurodermitis durch eine Nahrungsmittelallergie ausgelöst?

Ein Kind mit Neurodermitis hat ein höheres Risiko für Allergien als andere Kinder. Zu den möglichen Allergenen gehören Pollen, Hausstaubmilben, Pilze oder Tierhaare. Bei kleinen Kindern sind in erster Linie Nahrungsmittel wie Hühnerei, Kuhmilch, Weizen, Haselnuss, Erdnuss, Fisch oder Soja relevant. Es ist deshalb in gewissen Fällen sinnvoll, wie bei einer früh aufgetretenen oder schweren Neurodermitis oder klaren Hinweisen auf eine Allergie, das Blut oder die Haut (Pricktest) darauf zu untersuchen. Eine Behandlung der Allergie ist wichtig und kann auch die Neurodermitis verbessern.

Aber: Längst nicht bei jedem Kind ist ein Allergietest notwendig. Beispielsweise spielt bei der Mehrheit, also bei ungefähr zwei Dritteln aller Kinder mit Neurodermitis, eine Nahrungsmittelallergie keine Rolle.[17, 18] Nicht klar begründete Allergietests führen oft zur Verunsicherung der Eltern und vor allem zu unnötigen Diäten, denn nicht alle positiven Ergebnisse bedeuten eine gesicherte Allergie. Hier muss man nicht nur einen Nährstoffmangel, den hohem Aufwand oder eine Verringerung der Lebensqualität mit einbeziehen, sondern zum Beispiel auch, dass eine Allergie manchmal auch durch das Weglassen des Nahrungsmittels neu entstehen kann.

Bei Kindern zeigen sich Nahrungsmittelallergien am häufigsten durch Sofortreaktionen wie Erbrechen oder Durchfall, Husten oder Atemnot, Schwindel oder einem akuten Hautausschlag.

Mythos

BEI ZUCKER REAGIERT DIE HAUT SOFORT

Viele Eltern berichten von einer Hautverschlechterung nach dem Verzehr von Süßem. Zucker spielt jedoch nachgewiesenermaßen bei Neurodermitis als Provokationsfaktor keine Rolle und wird von Eltern meist überschätzt. Vielmehr ist das beobachtete Phänomen wahrscheinlich darauf zurückzuführen, dass in den Süßigkeiten oft auch Milch, Nüsse oder Gluten enthalten sind. Auf diese wiederum reagieren manche Kinder. Auch wird häufiger bei Geburtstagen oder Ausflügen genascht, die aufregend und im wahrsten Sinne des Wortes aufreibend für die Haut sind, was in den darauffolgenden Tagen sichtbar werden kann. Also: Für alle Menschen ist ein möglichst geringer Verzehr von Süßem empfohlen – Neurodermitis-Patient*innen müssen aber darauf nicht mehr verzichten als andere Kinder.

Eine verzögert eintretende Hautverschlechterung durch eine Allergie ist auch möglich, aber deutlich seltener und meist schwieriger zu diagnostizieren. Hier empfiehlt es sich, ein genaues Protokoll über die verzehrten Nahrungsmittel und den täglichen Hautzustand zu führen. Dieses sollte dann eine allergologisch versierte Ärztin oder ein Arzt auswerten, und entscheiden, ob eine Allergietestung sinnvoll ist, und ob gewisse Nahrungsmittel, von einer Fachperson eng begleitet, für eine bestimmte Zeit weggelassen werden sollen. Auch wird manchmal ein (überwachter) Provokationstest mit dem verdächtigten Lebensmittel durchgeführt. Die gute Nachricht bei Nahrungsmittelallergien ist, dass viele von ihnen im Laufe der Kindheit wieder verschwinden, insbesondere diejenigen gegen Kuhmilch und Hühnerei.

Allgemein wird bei einem Kind mit Neurodermitis die gleiche Ernährung empfohlen wie bei allen anderen: gesund und ausgewogen. Nahrungsergänzungsmittel ohne einen bewiesenen Mangel helfen nicht.

88 Wie kommt es zu einem Windelausschlag und wie kann ich vorbeugen?

Kaum etwas kommt so häufig im ersten Lebensjahr vor – besonders in der zweiten Hälfte – wie ein Windelausschlag. Die empfindliche Babyhaut am Po wird nämlich durch die Windel nur wenig belüftet und durch Schwitzen oft feucht. Die zusätzliche Feuchtigkeit und verschiedene andere Eigenschaften von Urin und Stuhl führen dazu, dass die Haut aufquillt und sich entzündet. Zusätzlich scheuert und reibt die Windel. Durch all dies wird die Haut wund und gerötet, manchmal auch pickelig. Durch zusätzliche Faktoren kann es schneller zu einem entzündeten Windelbereich kommen. Dazu gehören ein Infekt, insbesondere mit Durchfall, eine generell empfindlichere Haut oder Neurodermitis oder der Verzehr von säurehaltigen Lebensmitteln. Hierbei ist ausschließlich die Ernährung des Babys gemeint – eine stillende Mutter muss also nicht aus Angst vor einem wunden Babypo auf Zitrusfrüchte oder Tomaten verzichten.

Wie du einen wunden Po verhinderst

Die wichtigste Maßnahme zur Vorbeugung ist das häufige Wechseln der Windeln, um den Kontakt der Ausscheidungen mit der Haut möglichst kurz zu halten. Optimal ist es, wenn die Haut eine Zeit lang »atmen« kann: Untenherum nackt kann dein Baby ein wenig strampeln, bevor du ihm die frische Windel anziehst. Wenn es warm genug ist, kannst du dein Kind eine Zeit lang ohne Windel spielen oder krabbeln lassen.

Die Reinigung der Windelregion sollte am besten (wenn ihr nicht gerade unterwegs seid) ohne Feuchttücher erfolgen, da diese trotz beworbener Sensitivität manchmal die Haut reizen oder austrocknen. Lauwarmes klares Wasser ohne Zusätze und ein weiches Stofftuch sind am besten. Hartnäckige Stuhlreste lassen sich gut mit einem Babyöl entfernen, damit du nicht zu sehr rubbeln musst. Auch Baden kann zu einer guten Hautreinigung beitragen, wenn du dabei einige Dinge wie kurze Badezeit, nicht zu hohe Wassertemperatur und anschließende Hautpflege beachtest. Waschlappen und andere Waschtextilien sollten regelmäßig gewechselt, heiß gewaschen und nicht gemeinsam verwendet werden.

Da wie gesagt zu viel Feuchtigkeit der Haut schaden kann, ist nach dem Reinigen ein gründliches Trocknen der Windelregion wichtig. Lasse hierfür entweder den Po an der Luft trocknen oder tupfe ihn vorsichtig ab. Vergiss nicht die Hautfalten, denn hier sammelt sich häufig Feuchtigkeit und führt zu Entzündungen. Manchmal verwenden Eltern einen Föhn – dann ist aber eine niedrige Temperatur (Kaltstufe) oder ein großer Abstand zum Kind wichtig, damit es zu keinen Verbrennungen oder Elektrounfällen (wie Urinstrahl in den Föhn) kommt!

89 Was tun bei einem Windelausschlag oder Windelpilz?

Einen Windelausschlag kann man trotz aller vorbeugenden Maßnahmen häufig nicht völlig verhindern – daran trägst du keine Schuld. Zur Behandlung sind eine Wundschutzcreme, die Zink enthält, oder auch eine weiche Zinkpaste, die etwas höher konzentriert ist, sehr wichtig. Der In-

haltsstoff wirkt antiseptisch, bindet Feuchtigkeit, unterstützt die Wundheilung, deckt die Haut ab und schützt sie damit vor weiterem Kontakt mit
Ausscheidungen. Auch die Wirkstoffe Harnstoff oder Dexpanthenol, die
in vielen Cremes enthalten sind, können die Wundheilung fördern. Wichtig ist, vor allem bei einem Kind mit empfindlicher Haut oder Neurodermitis, dass das verwendete Produkt ohne Konservierungsstoffe, Alkohole
oder auch Wirkstoffe aus der Naturkosmetik wie Calendula auskommt, da
diese die Haut reizen oder zu Kontaktallergien führen können. Was toll
riecht, enthält meist Duftstoffe oder Parfüme und ist ebenfalls reizend bis
allergen. Allergiker-Siegel sind manchmal ein guter Hinweis für glaubhaft
hautfreundliche Produkte und können bei der Auswahl helfen. Wenn die
Wundschutzcreme mehrmals täglich aufgetragen wird, kann sie schon
nach kurzer Zeit zu einer Besserung führen. Sie kann bei Durchfall oder
einer leichten, beginnenden Rötung der Windelregion vorbeugend eingesetzt werden. Bei unauffälliger Haut ist kein regelmäßiges Auftragen
von Wundschutzcreme notwendig und Produkte mit Zink sollten nicht
längerfristig verwendet werden, da die Haut sonst austrocknet.

Auch Gerbstoffe können bei einer Windeldermatitis helfen: Sie wirken
entzündungshemmend und fördern durch ein Zusammenziehen der
Haut die Wundheilung. Verdünnte Lösungen oder Lotionen mit synthetischen Gerbstoffen aus der Apotheke können regelmäßig auf den wunden
Bereich aufgetragen werden. Es gibt auch Badezusätze, mit denen man
ein Sitzbad machen kann. Alternativ kannst du Schwarztee, der von Natur
aus Gerbstoffe enthält, mindestens 10 bis 15 Minuten ziehen und gut ab-
kühlen (!) lassen, den Po mit einem damit getränkten Tuch abtupfen und
an der Luft trocknen lassen.

Heilwolle soll eine Mikrozirkulation der Luft in der Windel ermöglichen
und den direkten Kontakt von Urin und Stuhl mit der Haut verhindern.
Das enthaltene Wollwachs soll entzündungshemmend und hautpflegend
wirken. Bewiesen ist die Wirkung nicht, kann aber probiert werden – solange es keine offenen Hautstellen gibt. Dafür platzierst du die Wolle ganz
einfach auf dem wunden Windelbereich und verschließt darüber die Windel. Wichtig ist es, auf pestizidfreie Wolle zu achten. Zurückhaltend solltest
du sein, wenn dein Kind allergisch vorbelastet ist, da es sich um ein Na-

turprodukt handelt und zu Kontaktallergien führen kann. Du kannst auch ausprobieren, die betroffenen Hautstellen mit entzündungshemmend wirkender Muttermilch zu betupfen.

Die einem Windelausschlag vorbeugenden Maßnahmen wie häufiges Windelwechseln sind auch zur Behandlung wichtig. Mehr erfährst du ab Seite 172. Eine Unverträglichkeit auf Windelmaterialien oder deren Inhaltsstoffe ist sehr selten (im Gegensatz zu Reinigungs- und Hautpflegeprodukten), du kannst aber trotzdem probeweise die Marke wechseln. Auch zeitweise von Stoff- auf Wegwerfwindeln überzugehen, kann helfen, da Letztere oft saugkräftiger sind.

Pure Öle solltest du nur zur Reinigung des Windelbereichs verwenden, nicht jedoch zur dauerhaften oder alleinigen Pflege, da sie keine Feuchtigkeit spenden und damit die Haut austrocknen bis schädigen können. Bitte verwende keinen Puder für die Behandlung einer Windeldermatitis. Es gibt ausreichend andere hilfreiche Produkte. Die feinen Partikel können bis in die tiefen Atemwege deines Kindes gelangen und dort zur Atembeeinträchtigung oder Lungenentzündung führen.

Der Windelpilz

Manchmal kommt es nicht nur zu einer Entzündung oder Reizung der Haut im Windelbereich, sondern auch zu einem Windelpilz *(Windelsoor)*. Pilze sind überall zu finden und mögen die feuchte und warme Umgebung unter der Windel, deshalb vermehren sie sich hier leicht. Ein Zeichen für einen Pilz ist es oft, wenn sich die Hautrötung besonders stark und scharf nach außen begrenzt zeigt, wenn zusätzlich ein weißlicher Belag, kleine Pickel oder Pusteln zu sehen sind – vor allem am Rand der Rötung – oder wenn der Windelausschlag trotz verschiedener Maßnahmen nicht besser wird. Hier hilft eine Creme mit den antimykotischen Wirkstoffen Nystatin oder Miconazol. Diese ist in der Apotheke erhältlich und nicht rezeptpflichtig. Häufig ist aber natürlich auch eine vorherige ärztliche Bestätigung und Beratung sinnvoll. Möglicherweise zusätzlich bestehende Pilzerkrankungen im Mund des Babys *(Mundsoor)*, der durch weiße Beläge sichtbar wird, oder auf der Brust der stillenden Mutter sollten ebenfalls mit einem antimykotischen Gel oder einer Lösung behandelt werden.

90 Wie erkenne ich eine Nesselsucht und was hilft?

Die Bezeichnung der Nesselsucht kommt von ihrem Aussehen: Ihre Quaddeln ähneln sehr den Hauterscheinungen, die nach dem Kontakt mit einer Brennnessel entstehen: ring- oder kreisförmig, unterschiedlich groß, leicht geschwollen, juckend, weiß-rot. Die Erkrankung wird auch *Urtikaria* genannt. Typisch ist, dass die Quaddeln kommen und gehen, und immer wieder an einer anderen Stelle zu sehen sind.

Die Nesselsucht kann ein Zeichen für eine allergische Reaktion sein, beispielsweise nach Hautkontakt oder Verzehr eines bestimmten Nahrungsmittels oder nach einem Insektenstich. In manchen Fällen ist dabei nicht nur die Haut betroffen, sondern es kommt zusätzlich zu einer Schwellung der Lippen oder Zunge oder zu weiteren Anzeichen wie Husten, Atemnot, Erbrechen, Bauchschmerzen oder Durchfall. Das betroffene Kind muss sofort behandelt werden. Am häufigsten tritt die Nesselsucht allerdings im Rahmen von viralen Infekten auf: Das Kind hat Halsschmerzen, Husten oder Schnupfen und zusätzlich kommt es zu den beschriebenen Quaddeln – das ist jedoch in den allermeisten Fällen harmlos.

Gegen die Nesselsucht helfen Antihistaminika wie Cetirizin oder Loratadin. Diese gibt es als Tabletten oder Saft. Sie helfen auch gegen den Juckreiz. Außerdem kannst du juckende Stellen vorsichtig kühlen. Die infektbedingte Urtikaria verschwindet dann nach einigen Tagen von selbst wieder. Tritt eine Nesselsucht immer wieder auf oder geht sie mit oben beschriebenen allergischen Symptomen einher, muss eine Ursachenabklärung erfolgen.

WENN SICH DIE HAUT ANSTECKT

Wenn in der Kita die Hand-Fuß-Mund-Krankheit ausbricht, ist der Schrecken oft groß. Dabei ist sie in den meisten Fällen völlig ungefährlich. Du erfährst auf den folgenden Seiten nicht nur, wie du deinem Kind bei dieser Erkrankung helfen kannst, sondern unter anderem auch, wie du

Windpocken erkennst und wie ihr Läuse schnell wieder loswerdet. Kurz: Vorhang auf für die Viren, Bakterien und Parasiten, mit der sich die Haut am häufigsten ansteckt.

91 Woher kommen (Dell-)Warzen und wie wird man sie wieder los?

Sogenannte gewöhnliche Warzen sind harte, aufgeraute, leicht kugelige oder flache Knoten, die durch eine vermehrte Verhornung und damit Verdickung der Haut an dieser Stelle hervorgerufen werden. Dafür sind *humane Papillomviren* (HPV) verantwortlich. Durch Kontakt mit dem ansteckenden Warzeninhalt können andere Personen angesteckt werden. Deshalb ist es beispielsweise an den Händen sinnvoll, die Warze abzukleben, insbesondere wenn sie gerade entzündet oder aufgekratzt ist. Die Hauterscheinungen treten vor allem bei Schulkindern auf. Wenn sie häufig kalte Füße oder Hände haben oder stark schwitzen, können sie eher zu Warzen neigen. Zur Behandlung werden Salben, Tinkturen oder Lösungen angeboten. Diese sollen nach und nach die verhornten Schichten der Warze auflösen. Wichtig ist dabei, dass die umgebende Haut sorgfältig ausgespart oder durch eine Fettsalbe geschützt wird. Die Therapie muss normalerweise sehr konsequent und ausreichend lange durchgeführt werden, damit sie erfolgreich sein kann. Es gibt auch Warzen-Vereiser für die Selbstanwendung. Diese sollten aber, wenn überhaupt, nur bei älteren Kindern (siehe Packungsbeilage) angewendet werden. Abwarten kann, wenn es nicht zu Beschwerden kommt, ebenfalls eine gute Therapieoption sein, denn viele Warzen verschwinden nach einer bestimmten Zeit (Wochen bis Jahre) von selbst wieder. Dornwarzen an den Füßen sehen oft wie Hühneraugen aus, weil sie sehr flach sind, können aber durch ihren »Dorn« starke Schmerzen verursachen. Spätestens in diesem Fall, oder auch bei einer Entzündung der Warze, ist eine ärztliche Vorstellung und möglicherweise Entfernung notwendig.

Dellwarzen haben einen sehr ähnlichen Namen wie die gewöhnlichen Warzen, sind aber eine andere Krankheit und werden durch andere Viren verursacht. Vor allem bei jüngeren Kindern kommen sie häufig vor, da ihr Immunsystem die Viren noch nicht gut kennt. Dellwarzen treten vor allem dort auf, wo die Haut besonders empfindlich ist, beispielsweise in den Arm- oder Kniebeugen oder an den Augenlidern. Es bilden sich hautfarbene kleine Knötchen mit einer Delle in der Mitte (daher der Name), die beim Abheilen gerötet aussehen und jucken können. Da der Inhalt von Dellwarzen ebenfalls sehr ansteckend ist, kommt es durch Kratzen häufig zu einer Ausbreitung im betroffenen Hautbereich. Auch hier kann ein Abkleben oder bedeckende Kleidung die weitere Selbst- oder die Fremdansteckung verhindern.

Zur Behandlung gibt es eine Kaliumhydroxid-Lösung zum Auftragen, die eine Entzündungsreaktion hervorrufen und so die Abheilung beschleunigen soll. Auch diese muss man konsequent anwenden, sie ist aber trotzdem häufig nicht erfolgreich. Es lohnt sich eher, einfach abzuwarten, da die Dellwarzen meist innerhalb einiger Monate von ganz allein verschwinden. Manchmal wird eine hautärztliche Entfernung notwendig und kann vor allem eine weitere Ausbreitung verhindern.

Um andere nicht mit Warzen anzustecken, ist das getrennte Verwenden von Handtüchern empfohlen. Im Schwimmbad sollten Warzen beispielsweise mit einer wasserfesten Bandage abgeklebt und Badeschuhe getragen werden. Eine Ansteckung mit den Viren passiert vor allem bei rissiger, verletzter oder aufgeweichter Haut. Deshalb kann eine sorgfältige Hautpflege, vor allem bei Neurodermitis, einer Ansteckung vorbeugen.

92 Woran erkenne ich die Hand-Fuß-Mund-Krankheit und was kann ich tun?

Die Hand-Fuß-Mund-Krankheit ist eine häufige Erkrankung – vor allem im Kleinkindalter – und wird durch Viren verursacht, die sich im Darm vermehren *(Enteroviren)*. Eine Ansteckung erfolgt über Tröpfchen- oder Schmierinfektion. Speichel, Nasenschleim, Inhalt der Bläschen und auch der Stuhl können infektiös sein. Leider kann man die Hand-Fuß-Mund-Krankheit mehrmals im Leben bekommen, Erwachsene sind aber nur selten betroffen. Eine Impfung dagegen gibt es nicht.

Ist dein Kind von der Erkrankung betroffen, entwickelt es wenige Tage bis eine Woche nach Kontakt mit den Viren erste Symptome, ist aber schon vorher ansteckend. Die Krankheit kann sich durch Fieber und rote Bläschen, Flecken um den Mund herum, auf dem Zahnfleisch und der Mundschleimhaut zeigen. Daher hat dein Kind an den beschriebenen Stellen oft starke Schmerzen, speichelt übermäßig und verweigert Essen und Trinken. Auch auf der Haut sind die roten Flecken und Bläschen zu sehen, vor allem – vielleicht erahnst du es schon – in den Handflächen und auf den Fußsohlen. Hiermit wäre also die Namensgebung der Hand-Fuß-Mund-Erkrankung erklärt. Der Hautausschlag kann auch im Windelbereich und manchmal auf den Armen und Beinen auftreten. Nur in seltenen Fällen juckt er. Nicht erschrecken: Bei einigen Kindern kommt es wenige Wochen nach der Erkrankung zu Veränderungen der Nägel – bis hin zum Abfallen. Aber keine Sorge, die Nägel wachsen ganz normal wieder nach.

Die Erkrankung muss übrigens nicht in dem typischen Vollbild zu sehen sein, sondern kann auch abgeschwächt vorkommen und beispielsweise nur zu roten Flecken auf der Haut oder nur im Mund führen. Der Großteil der infizierten Kinder ist sogar völlig symptomfrei und kann leider trotzdem andere anstecken. Deshalb ist es auch fast unmöglich, eine Verbreitung der Krankheit vollständig zu stoppen.

Das hilft bei »Hand-Fuß-Mund«

Eine ursächliche Therapie der Hand-Fuß-Mund-Erkrankung gibt es nicht. Ein Antibiotikum hilft nicht, da sie durch Viren verursacht wird. Also geht es vor allem um eine Linderung der Symptome: Eine ausreichende Flüssigkeitszufuhr ist sehr wichtig, am besten von angenehm den Mund und Rachen kühlenden Getränken, möglicherweise entzündungslinderndem Kamillen- oder Salbeitee. Hat dein Kind große Schmerzen, ist das Trinken über einen Löffel oder einen Strohhalm hilfreich. Auch die Speisen sollten kühl und weich sein – wie Joghurt, zermatschte Banane oder auch mal etwas Eiscreme. Saure, scharfe oder heiße Lebensmittel hingegen quälen dein Kind aufgrund der wunden Stellen im Mund nur. Gegen die Schmerzen können antiseptische oder lokal betäubende Salben oder Tinkturen helfen, die im Mund auf die betroffenen Stellen aufgetragen werden. Weitere hilfreiche Tipps gegen wunde Stellen im Mund kannst du bei »Aphthen und Mundfäule« ab Seite 86 nachlesen. Für weniger Leid und ein besseres Ess- und Trinkverhalten ist auch die Gabe von Schmerzmitteln wichtig, beispielsweise 30 Minuten vor einer Mahlzeit. Alles zu Fieber- und Schmerzmitteln kannst du auf Seite 47 nachlesen.

Ist der Windelbereich betroffen, sollte er schonend und ausschließlich mit Wasser gereinigt und vorsichtig gepflegt werden. Sind viele wunde Stellen zu sehen, kann das Auftragen von einer Lösung (oder ein Sitzbad) mit Gerbstoffen nützlich sein, um die Wundheilung zu beschleunigen und die Hautdefekte zu schließen. Was außerdem bei einem wunden Po hilft und zu beachten ist, erfährst du ab Seite 173.

93 Wie gefährlich ist die Hand-Fuß-Mund-Krankheit?

Die Hand-Fuß-Mund-Krankheit ist in den meisten Fällen eine harmlose und relativ rasch und selbstständig abheilende Erkrankung. Die meisten Neugeborenen zeigen ebenfalls einen milden Krankheitsverlauf. Ein ernstzunehmendes Problem kann es werden, wenn dein Kind so starke Schmerzen im Mund hat, dass es keine Flüssigkeit mehr zu sich nimmt. Deshalb sind die ausreichende Gabe von Schmerzmitteln und das regelmäßige Anbieten von Getränken auch so wichtig. Wie du erkennen kannst, ob dein Kind noch genug Flüssigkeit aufnimmt, kannst du auf Seite 177 nachlesen.

Das Risiko einer Ansteckung innerhalb der Familie kannst du reduzieren, indem

- ▶ sich alle Familienmitglieder regelmäßig die Hände waschen,
- ▶ sie kein gemeinsames Geschirr verwenden und
- ▶ in der akuten Phase nach Möglichkeit Küsse ins Gesicht des Kindes vermieden werden.

Für die Kita besteht kein generelles Besuchsverbot, jedoch kann durch das Fernbleiben von Erkrankten die Ansteckungsgefahr verringert werden. Wenn die Bläschen auf der Haut eingetrocknet und abgeheilt, keine neuen mehr hinzugekommen sind und dein Kind fit und symptomfrei ist, kann es wieder die Kita besuchen.

94 Wie erkenne ich Windpocken und was kann ich tun?

Bei einigen Hautausschlägen stellst du dir sicher früher oder später die Frage: Sind das Windpocken? Die Erkrankung kommt durchaus noch vor, ist jedoch in den letzten 20 Jahren aufgrund der allgemeinen Impfempfehlung wesentlich seltener geworden. Aber von vorne: Windpocken werden durch äußerst ansteckende Viren aus der Herpesgruppe verursacht. Sie werden durch Tröpfchen übertragen und können bei Personen im Umkreis von mehreren Metern zur Ansteckung führen – eben »über den Wind«. Fast jeder Kontakt mit einem erkrankten Menschen führt zu einer Ansteckung, wenn man noch keine Windpocken hatte oder nicht dagegen geimpft ist. Auch der Bläscheninhalt, die Tränenflüssigkeit und der Speichel sind ansteckend.

Ungefähr zwei Wochen nach einer Ansteckung beginnen die ersten Symptome – zunächst mit etwas Kopf- oder Gliederschmerzen und Unwohlsein, dann mit möglicherweise leichtem Fieber und vor allem dem stark juckenden Hautausschlag: Es sind oft zunächst Flecken oder Pickelchen zu sehen, die dann zu flüssigkeitsgefüllten Bläschen werden und schließlich verkrusten. Überall am Körper sieht man ein Nebeneinander dieser neu entstehenden und abheilenden Hauterscheinungen, was zu einem »bunten« Bild führt und auch Sternenhimmel genannt wird. Der Ausschlag beginnt meist an Bauch, Brust, Rücken und im Gesicht und kann sich dann überall hin ausbreiten, auch auf Schleimhäute wie im Mund oder die behaarte Kopfhaut.

Windpocken werden in den meisten Fällen symptomatisch behandelt, also die Beschwerden gelindert: Bei Fieber kannst du Fieberzäpfchen oder -saft verabreichen. Das Aufkratzen der juckenden Bläschen sollte unbedingt vermieden werden, da es zu Narben oder bakteriellen Entzündungen kommen kann, außerdem ist die enthaltene Flüssigkeit ansteckend. Das Kürzen der Fingernägel oder das Tragen von leichten Baumwollhandschuhen kann hier helfen. Die Kleidung sollte weit, leicht und aus glattem Stoff sein. Gegen den Juckreiz hilft ein vorsichtiges Kühlen – Schwitzen sollte allgemein vermieden werden. Manchmal wird auch ein Antihistaminikum wie Cetirizin verordnet. Zur Therapie der Bläschen auf der Haut werden möglicherweise Lotionen oder Schüttelmixturen mit Zink oder synthetischen Gerbstoffen empfohlen – fast alle von uns erinnern sich an die Kinderfotos mit den vielen weißen Tupfern auf der Haut. Sie sollen kühlend, eintrocknend und entzündungs- und juckreizhemmend wirken. Du kannst dein Kind duschen oder baden und so seine Haut reinigen, aber bitte nur kurz, da das Wasser sonst die Haut und den Ausschlag aufweicht. Bläschen im Mund können zu Schmerzen führen – was hier hilft, erfährst du auf Seite 87.

Windpocken sind ein bis zwei Tage vor (!) Auftreten des Hautausschlags bis zum vollständigen Verkrusten aller Bläschen ansteckend. Meist dauert es bis dahin knapp eine Woche. Dann ist, mit ärztlicher Erlaubnis, auch wieder der Besuch von Kita oder Schule möglich.

Ein Kind, das nicht (vollständig) gegen Windpocken geimpft ist und Kontakt zu einer erkrankten Person hatte, muss 16 Tage lang zu Hause in Quarantäne bleiben – in gewissen Fällen kann dies durch eine sofortige Impfung vermieden oder verkürzt und die Gefahr einer eigenen Erkrankung reduziert werden.

Man bekommt normalerweise nur einmal im Leben Windpocken, dann ist man sein ganzes Leben lang immun. Nach einer durchgemachten Erkrankung bleiben die Viren jedoch im Körper und können – wie man es auch beim Lippenherpes kennt – später reaktiviert werden: Dann kommt es zur Gürtelrose.

95 Sind Windpocken gefährlich?

Bei einem sonst gesunden Kind verläuft eine Windpocken-Erkrankung normalerweise komplikationslos. Was die Krankheit dennoch für das Kind belastend macht, ist der quälende Juckreiz. Schwere Verläufe bei Kindern sind möglich, wenn auch glücklicherweise im Gegensatz zu Erwachsenen selten. Allgemein kann es zu Narbenbildung, bakteriellen Infektionen, einer Mittelohrentzündung, Bronchitis, seltener einer Lungenentzündung und sehr selten einer Beteiligung von Hirn(-haut), Nervensystem, Herz, Nieren oder Gelenken kommen.

Windpocken sind für Kinder mit schwerer Neurodermitis, Babys (insbesondere Neugeborene), Schwangere oder Menschen mit schwachem Immunsystem besonders gefährlich. Es kann bei Infektionen von Ungeborenen zu Fehlbildungen und Augenschäden und bei Neugeborenen, die sich bei ihrer erkrankten Mutter anstecken, bis zum Tod kommen.

Aus all diesen Gründen ist seit 2004 die zweifache Impfung gegen Windpocken für alle Kinder und Jugendliche empfohlen. Sie schützt zu etwa 95 Prozent vor einer Erkrankung.[19] Auch Geimpfte können demnach Windpocken bekommen, aber äußerst selten und mit meist milderem Verlauf und einem geringeren Risiko für Komplikationen. Außerdem ist der durch die Impfung entstehende Gemeinschaftsschutz wichtig: Hierbei profitieren indirekt auch Personen von der Impfempfehlung, die nicht selbst geimpft werden können, beispielsweise Babys, ungeimpfte Schwangere und gewisse vorerkrankte Personen.

96 Wie sieht Borkenflechte aus und was hilft?

»Honiggelb« wird der Schorf der Borkenflechte *(Impetigo contagiosa)* beschrieben. Klingt schön, dabei ist sie aber eine unangenehme und vor allem sehr ansteckende Krankheit: Sie wird durch Bakterien ausgelöst und ist die häufigste ansteckende Hauterkrankung im Kindesalter. Ein Kind mit Neurodermitis hat aufgrund der gestörten Hautbarriere ein erhöhtes Risiko. Es ist meist die Haut im Bereich des Mundes oder der Nase betroffen. Wenige Tage nach Ansteckung kommt es zu juckenden Hautrötungen und dann zu gefüllten Bläschen, die aufplatzen, eintrocknen und verschorfen.

Die Borkenflechte kann jucken, wehtun und sich großflächig ausbreiten, deshalb ist eine effektive Therapie wichtig. Manchmal reicht mehrmals am Tag aufgetupftes Wunddesinfektionsmittel aus, zum Beispiel mit Octenidin, ansonsten ist eine Therapie mit einer antibiotischen Salbe notwendig. Trage sie am besten mit einem Holzspatel oder mit Einmalhandschuhen auf, um weder die Tube noch deine Hände in Kontakt mit den Bläschen zu bringen. In seltenen, schwereren Fällen muss dein Kind ein Antibiotikum einnehmen.

Da die Borkenflechte, übertragen durch eine Schmierinfektion, sehr ansteckend ist, sollten andere Personen möglichst nicht in Körperkontakt mit der betroffenen Hautstelle kommen. Dein Kind sollte seine Hände regelmäßig waschen, sich möglichst nicht ins Gesicht fassen und kurzgeschnittene Fingernägel haben. Bettwäsche, Handtücher und Waschlappen müssen regelmäßig bei 60 Grad Celsius gewaschen werden und sollten nicht von anderen Personen mitbenutzt werden. Ein Kita- oder Schulbesuch ist erst wieder möglich, wenn dein Kind mindestens 24 Stunden lang mit Antibiotikum behandelt wurde oder die Borkenflechte von selbst wieder abgeheilt ist, was allerdings manchmal einige Wochen dauern kann. Danach ist dein Kind leider nicht immun – es kann noch mehrmals an der Borkenflechte erkranken.

97 Was hilft gegen Lippenherpes und für wen ist er gefährlich?

Ist ein Bläschen im Mundbereich zu sehen, steckt bei einem Kleinkind selten ein Lippenherpes dahinter – häufiger sind andere virale Erkrankungen wie beispielsweise die Hand-Fuß-Mund-Krankheit. Eine erste Ansteckung mit dem Lippenherpes-Virus, die fast alle Kinder in den ersten Lebensjahren betrifft, verursacht nämlich zunächst die »Mundfäule«, wie du auch ab Seite 86 nachlesen kannst, oder sie verläuft ganz unbemerkt. Der Virus bleibt danach ein Leben lang im Körper und kann ab etwa dem Einschulalter bei Stress, Sonneneinstrahlung oder Krankheit reaktiviert werden und sich dann als Lippenherpes äußern.

Sollte dein Kind hiervon betroffen sein, kommt es zu den gleichen Anzeichen, die du vielleicht auch von dir selbst kennst: Oft ist erst ein Kribbeln oder Jucken zu spüren, es kommt eine leichte Rötung hinzu, die dann zu eng beieinander liegenden Bläschen auf rotem Grund wird. Ihr Inhalt ist ansteckend, daher achte während der Erkrankung darauf, dass dein Kind sich möglichst wenig an den Mund fasst und sich regelmäßig die Hände wäscht. Die hoch ansteckende Flüssigkeit der Bläschen kann bei Kontakt nicht nur andere Personen infizieren, sondern auch weitere Bereiche des Gesichts wie das Auge. Dies kann in schweren Fällen die Sehkraft gefährden, sodass du hier unbedingt aufpassen solltest. Wenn die Herpesbläschen verkrustet sind, sind sie nicht mehr ansteckend.

Lippenherpes heilt von selbst ab – eine Behandlung ist also normalerweise nicht notwendig. Möchtest du dennoch etwas tun, gibt es folgende Möglichkeiten:

- ▶ Es gibt eine ursächliche Therapie mit Aciclovir-Creme, die jedoch ihre (schwache) Wirkung nur entfalten kann, wenn sie direkt ab dem ersten Tag der Symptome verwendet wird.
- ▶ Alternativ kann eine Salbe mit Zink die Bläschen austrocknen und abdecken.
- ▶ Falls dein Kind es toleriert, kann durch ein kleines durchsichtiges Herpespflaster möglicherweise die weitere Ausbreitung unterbrochen und eine Ansteckung anderer verhindert werden.
- ▶ Als Hausmittel sind die Bienenprodukte Propolis (als Salbe) oder Manuka-Honig oft zur Vorbeugung, Behandlung oder anschließenden Pflege gebräuchlich. Unbedingt abzuraten ist von deren Gebrauch bei Babys und allergiegefährdeten Kindern.

Die Herpes-Erkrankung kann für Neugeborene gefährlich werden, deren Mütter selbst noch nie Herpes hatten und ihnen deshalb keinen Nestschutz dafür bieten. Es kann in seltenen Fällen beispielsweise zu einer Entzündung des Gehirns durch die Herpesviren kommen. Deshalb sollten Personen, die Lippenherpes haben, den Körperkontakt mit Säuglingen und anderen Personen mit abgeschwächter Immunabwehr vermeiden.

98 Woher weiß ich, ob mein Kind Läuse hat, und wie wird man sie los?

»In der Kita gibt's Läuse!« Juckt es dich auch schon allein beim Hören dieser Worte? Da bist du sicher nicht allein. In Deutschland übertragen die Parasiten keine gefährlichen Erreger und sind damit, bis auf gelegentliche Hautentzündungen durch das Kratzen, ungefährlich. Aber bei der Vorstellung, dass viele kleine Tiere auf dem Kopf herumkrabbeln, wird einem dann doch oft ganz anders.

Läuse werden fast ausschließlich von einem menschlichen Kopf auf einen anderen menschlichen Kopf übertragen – sie leben, entgegen vielen Behauptungen, weder auf Bäumen noch in schmutzigen Wohnungen noch im Fell eures Hundes. Bei der Übertragung springen sie auch nicht, sondern sie krabbeln. Das dauert ein wenig und ist deshalb normalerweise nur bei engem Körperkontakt, zum Beispiel beim Kuscheln oder beim gemeinsamen Spielen, möglich. Nach und nach vermehren sich die Läuse auf dem Kopf und nach ungefähr drei Wochen fängt es an zu kitzeln und jucken.

Um herauszufinden, ob dein Kind von Läusen betroffen ist, solltest du sorgfältig und systematisch vorgehen: Feuchte die Haare deines Kindes an und trage eine Pflegespülung auf, damit sie sich leichter kämmen lassen. Nimm dann einen Läusekamm aus festem Material und mit sehr eng beieinanderstehenden Zinken, damit nichts entkommen kann. Mit diesem scheitelst du das Haar mehrfach und kämmst Strähne für Strähne, von Kopfhaut bis Haarspitzen, durch. Zwischendurch streifst du ihn immer wieder an Küchenpapier ab, um zu erkennen, ob Läuse oder ihre Eier (Nissen) dabei waren. Lebendige, erwachsene Läuse sind braun-rot und krabbeln, Jungläuse sind heller. Ihre noch gefüllten Eier sind bräunlich und kleben weniger als einen Zentimeter von der Kopfhaut entfernt sehr fest am Haar. Gewöhnliche Schuppen sind im Gegensatz dazu sehr leicht zu entfernen, und leere, eher weißgelbliche Eier weiter von der Kopfhaut entfernt. Achte vor allem auf die Stellen hinter den Ohren, im Nacken und an den Schläfen, denn dort herrscht die beste Temperatur zur Entwicklung der Eier.

Mythos

LÄUSE – ALLES DESINFIZIEREN
ODER GLEICH WEGWERFEN

Läuse ernähren sich alle paar Stunden und ausschließlich von menschlichem Blut, daher sterben sie außerhalb des Kopfes schnell ab. Eine Übertragung über Gegenstände kommt selten vor, und nur, wenn diese innerhalb kurzer Zeit von zwei Personen verwendet werden. Gewisse Hygienemaßnahmen sind empfohlen, aber von untergeordneter Wichtigkeit im Vergleich zu einer gewissenhaft durchgeführten Therapie. Kämme, Haarbürsten, -spangen und -gummis können in heißer Seifenlösung gereinigt werden. Schlafanzug, Bettwäsche, Handtücher und Unterwäsche sollten nach der ersten Behandlung gewaschen werden, wie auch Kopfbedeckungen und Schals. Gegenstände, auf die Läuse gelangt sein können, die aber nicht waschbar sind, sollten für drei Tage in einer Plastiktüte aufbewahrt werden. Bitte desinfiziere nichts und versprühe keine Insektizide.

Die einzige sicher wirksame Behandlung ist eine Kombination aus Auskämmen und dem Verwenden von Läusemittel aus der Apotheke. Die Wirksamkeit von Hausmitteln ist nicht nachgewiesen. Also: Mit einem Läusekamm und der oben beschriebenen Methode kämmst du die Haare an den Tagen 1, 5, 9 und 13 aus. An Tag 17 findet die letzte Kontrolle statt. Zusätzlich behandelst du das Haar mit einem Läusemittel an Tag 1 und normalerweise erneut an Tag 9 oder 10 (siehe Beipackzettel). Zu letzterem Zeitpunkt sind die letzten Larven geschlüpft, denn die Nissen werden durch das Mittel meist nicht zuverlässig abgetötet. Als Läusemittel gibt es zwei verschiedene Wirkstoffe: Meist werden Silikonöle wie Dimeticon verwendet, dadurch ersticken die Läuse. Ansonsten gibt es noch Insektengifte wie Permethrin. Die Mittel sind auch ohne Rezept in der Apotheke erhältlich, bei vielen werden die Kosten bis zu einem Alter von zwölf Jahren mit Rezept aber von der Krankenkasse erstattet. Bei einem betroffenen Baby oder kleinen Kind solltest du vor einer Behandlung ärztliche Rücksprache halten.

Wenn dein Kind Läuse hat, sollten alle engen Kontaktpersonen sorgfältig auf Läuse untersucht werden. Es ist nicht grundsätzlich empfohlen, die gesamte Familie zu behandeln, es sollte aber, je nach Dauer und Intensität des regelmäßigen Körperkontakts, erwogen werden. Wenn die Therapie einmal bei einer Kontaktperson begonnen wird, sollte sie unbedingt einschließlich Auskämm-Schema und Wiederholungsbehandlung durchgeführt werden. Der Kita- oder Schulbesuch kann wieder stattfinden, sobald die erste Behandlung mittels Läusemittel und Auskämmen erfolgt ist.

99 Wie sieht Krätze aus und was kann ich tun?

Krätze *(Scabies)* wird durch die Krätzemilbe verursacht, einen Parasiten. Sie ist sehr klein und mit bloßem Auge gerade noch als Punkt erkennbar. Die Erkrankung ist für ein sonst gesundes Kind normalerweise ungefährlich, kann aber durch Juckreiz und Entzündungen der Haut sehr belastend sein.

Mythos   **BEI KRÄTZE UNBEDINGT ABSTAND HALTEN**

Wenn du hörst, dass eine Person Krätze hat, denkst du dir vielleicht: schnell ganz weit weg! Und ja, eine Ansteckung zu verhindern ist natürlich wichtig, übertreiben muss man es dabei aber nicht. Erst einmal fliegen die Krätzemilben nicht durch die Luft, sondern werden nur über direkten Hautkontakt übertragen. Außerdem bewegen sich die Milben langsam, sodass man normalerweise einen großflächigen und kontinuierlichen Hautkontakt mit der betroffenen Person von mindestens fünf bis zehn Minuten haben muss, um sich anstecken zu können. Daher wird eine gewöhnliche Krätze durch eine kurze Berührung, einfache Umarmung oder ein Handschütteln nicht übertragen. Hingegen sind Familienmitglieder, die viel miteinander kuscheln oder eng beieinander in einem Bett schlafen, auf jeden Fall ansteckungsgefährdet. Sie gelten meist als enge Kontaktpersonen und sollten dann zeitgleich mitbehandelt werden.

Nach einer Übertragung der Milben dringen die Weibchen in die obere Hautschicht ein und graben dort Gänge, mittels derer sie sich bis zu einem halben Zentimeter weit am Tag fortbewegen. Sie legen Eier, aus denen Larven schlüpfen, die wieder an die Hautoberfläche zurückkehren, und sich dort, vor allem in Falten und Vertiefungen, zu reifen Milben entwickeln. Dann geht das Ganze wieder von vorne los.

Sichtbar wird die Krätze zwei bis fünf Wochen nach Ansteckung. Vor allem warme und empfindliche Körperstellen werden von den Milben bevorzugt. Deshalb sind unter anderem Finger- und Zehenzwischenräume, Achseln, Brustwarzen, der Bauchnabel oder Leisten besonders betroffen. Im Gegensatz zu Erwachsenen zeigt sich die Krätze bei Kindern häufig auch auf Kopfhaut, Gesicht, Handflächen und Fußsohlen. Dort, wo sich die Milbe fortbewegt hat, kannst du möglicherweise die für die Erkrankung charakteristischen gewundenen Gänge mit kleinem Bläschen am Ende sehen. Am gesamten Körper kann es zu Rötungen, Verkrustungen, Blasen, Pusteln und Pickelchen kommen. Es entsteht ein immenser Juckreiz, der vor allem nachts stärker wird und zu Schlafmangel, unter Umständen der ganzen Familie, führen kann. Betroffene Babys schreien vermehrt und können unter Appetitmangel leiden.

Zur Behandlung der Krätze wird deinem Kind wahrscheinlich eine Creme mit einem Wirkstoff verordnet, der die Milben, Larven und Eier abtötet. Je nach Präparat trägst du sie einmalig über Nacht oder an mehreren aufeinanderfolgenden Tagen auf und wäschst sie anschließend wieder ab. Manchmal wird eine Wiederholung nach ein bis zwei Wochen empfohlen. Halte dich auf jeden Fall an die verordnete beziehungsweise in der Packungsbeilage beschriebene Menge an Creme und die allgemeinen Anwendungshinweise. Sie sollte, nach erfolgtem Baden oder Duschen und Schneiden der Nägel, dünn, aber sorgfältig und lückenlos auf der Haut des gesamten Körpers aufgetragen werden. Das schließt bei Kindern normalerweise den Kopf mit ein – nur die Hautpartien um den Mund und die Augen werden ausgespart. Vielleicht ziehst du deinem Kind Handschuhe an, um Kratzen zu verhindern und sicherzustellen, dass die Creme nicht in Berührung mit Augen oder Mund kommt. Je kleiner das betroffene Kind ist, desto wichtiger ist eine engmaschige ärztliche Aufsicht.

Da Krätzemilben außerhalb des menschlichen Körpers rasch absterben, ist der Hautkontakt der Hauptansteckungsweg. Eine Übertragung von Milben über Gegenstände ist jedoch möglich – und auch psychologisch gesehen ist es oft hilfreich, gewisse Hygienemaßnahmen durchzuführen. Dafür solltest du Handtücher, Bettwäsche und Kleidung in den ersten Tagen täglich bei mindestens 60 Grad Celsius waschen. Nicht waschbare Gegenstände kannst du mindestens drei Tage lang luftdicht in Plastiksäcken oder einen Tag im Tiefkühlfach aufbewahren. Polstermöbel, Sofakissen oder Teppichböden können abgesaugt oder für mindestens drei Tage nicht benutzt werden.

Nach der Behandlung der Haut kommt es manchmal zu einem geröteten und juckenden Ausschlag, der nicht mehr durch die Krätze selbst verursacht wird *(postscabiöses Ekzem)*. Hier ist eine regelmäßige gute Hautpflege besonders wichtig, manchmal muss auch mit Kortisoncreme behandelt werden. Nach Abschluss der ersten ordnungsgemäßen Behandlung mit der Creme kann dein Kind wieder in die Kita oder Schule gehen. Um eine Stigmatisierung zu vermeiden: Krätze kann jeden treffen, egal wie gepflegt oder ungepflegt jemand ist.

100 Wie entferne ich eine Zecke und ist sie gefährlich?

Zecken sind ganzjährig aktiv, sobald es wärmer als sechs bis acht Grad Celsius ist. Sie sind überall zu finden, wo Pflanzen wachsen und befinden sich selten höher als einen halben Meter vom Boden entfernt. Zecken können nicht springen, sondern werden bei Kontakt mit der Pflanze abgestreift und halten sich an der Kleidung oder der Haut fest.

Aus zwei verschiedenen Gründen kann von einem Zeckenstich Gefahr ausgehen: Zum einen können manche Zecken über ihren Speichel Borrelien übertragen, also Bakterien, die die Krankheit *Borreliose* verursachen. Diese kann die Haut, das Herz, Nerven oder Gelenke betreffen. Borrelien können deutschlandweit durch Zecken übertragen werden und es gibt keine Impfung gegen sie. Man sollte die Erkrankung ernstnehmen und unbedingt versuchen, sie zu verhindern, muss jedoch auch sagen, dass glücklicherweise nur in einer Minderheit der Zecken Borrelien vorkommen. Und nur wenige Personen, die von einer betroffenen Zecke gestochen werden, stecken sich damit an oder erkranken sogar sichtbar daran.

Zum anderen können Zecken Viren übertragen, die eine Entzündung des Gehirns und der Hirnhaut verursachen können *(Frühsommer-Meningoenzephalitis,* kurz FSME). Diese Zecken befinden sich vor allem in bestimmten Risikogebieten wie Süddeutschland, die man auf der Website des Robert Koch-Instituts nachschauen kann. Gegen FSME gibt es eine Impfung, die bei Kindern ab dem Alter von einem Jahr und bei Naturaufenthalten in Risikoregionen sinnvoll sein kann.

Wenn du bei deinem Kind eine Zecke gefunden hast, ist die rasche Entfernung wichtig. Nicht selten erscheinen Eltern am Wochenende mit ihrem Kind in der Notaufnahme, weil sie bei der Zeckenentfernung unsicher sind. Aber weder ist diese besonders schwierig, noch ist es ratsam, bei einer einmal entdeckten Zecke weitere Zeit verstreichen zu lassen. Im besten Fall hast du eine Zeckenkarte oder -zange, ansonsten eignet sich auch eine Pinzette oder eine abgelaufene Scheckkarte mit hineingeschnittenem V-förmigen Schlitz. Du gehst dann folgendermaßen vor:

- ▶ **Schritt 1:** Mit deinem Hilfsmittel setzt du ganz nah an der Hautoberfläche, direkt unter dem Mundwerkzeug der Zecke an.
- ▶ **Schritt 2:** Du ziehst die Zecke langsam, vorsichtig und senkrecht heraus.
- ▶ **Schritt 3:** Danach desinfizierst du die betroffene Stelle mit einem Wunddesinfektionsspray.

Voilà, schon geschafft! Bitte quetsche die Zecke nicht, drehe sie nicht, und beträufele sie auch nicht mit einer Substanz wie Klebstoff, Nagellackentferner oder ähnlichem. Dies hilft nicht und kann sogar schädlich sein. Wenn kleine Reste der Zecke in der Haut verbleiben, ist das nicht schlimm. Es handelt sich meist nur um Überbleibsel wie dem Stechrüssel, in dem keine Erreger sind und die von der Haut nach einigen Tagen von selbst abgestoßen werden.

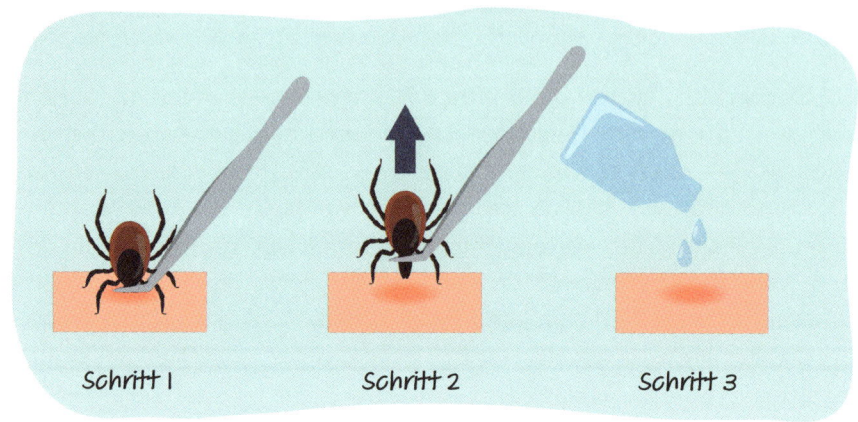

Schritt 1 · Schritt 2 · Schritt 3

Die Entfernung einer Zecke geht schnell und einfach.

Eine Antibiotikatherapie gegen Borrelien ist nach Zeckenstich nicht notwendig. Nur wenn du in den nächsten Tagen bis Wochen eine größere, meist mindestens fünf Zentimeter große, ringförmige Rötung der Haut feststellst, die sich ausweitet oder den Ort wechselt – deshalb auch Wanderröte genannt – ist eine ärztliche Vorstellung wichtig. Es könnte sich um eine Borrelieninfektion handeln, die behandelt werden muss. Eine winzige Rötung der Einstichstelle am gleichen oder nächsten Tag hingegen ist normalerweise nur eine Reizung oder leichte Entzündung der Haut und harmlos. Die Zecke in einem Labor auf Erreger untersuchen zu lassen, ist nicht sinnvoll und wird nicht empfohlen.

Zur Vorbeugung von Zeckenstichen ist die richtige Kleidung bei Aufenthalten in der Natur wichtig: Dein Kind sollte feste Schuhe, lange Socken, lange Hosen, die in die Socken gesteckt werden, und wenn möglich auch lange Ärmel tragen. Helle Kleidung erleichtert das Auffinden von Zecken. Manchmal kann es auch sinnvoll sein, auf Haut und gegebenenfalls Kleidung Zeckenschutzmittel aufzutragen. Nach jedem Ausflug in die Natur solltest du den gesamten Körper deines Kindes absuchen und dabei vor allem auf Stellen wie Haaransatz, Ohren, Hals, Achseln, Ellenbeugen, Bauchnabel, Genital oder Kniekehle achten. Hier verstecken sich die Zecken gerne, weil sie geschützt sind. Da erst frühestens einige Stunden nach Beginn des Zeckenstichs mögliche Borrelien übertragen werden, kannst du mit einer rechtzeitigen Entfernung das Risiko einer Infektion deutlich reduzieren.

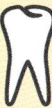
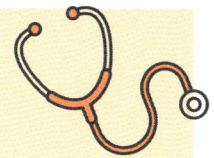

ANHANG

Auf den nächsten Seiten findest du nicht nur den Quellennachweis und ein Sachregister, sondern auch hilfreiche Tipps für deine Hausapotheke und Empfehlungen für Websites mit zuverlässigen kindermedizinischen Informationen.

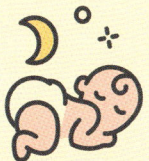

HAUSAPOTHEKE

Es ist empfehlenswert, dass du bestimmte Medikamente und Hilfsmittel zu Hause vorrätig hast. Damit bist du nicht nur für Notfälle vorbereitet, sondern hast auch sofort alles Wichtige zur Hand, wenn dein Kind krank wird. Das ist insbesondere nachts sowie an Sonn- und Feiertagen sehr hilfreich. Im Folgenden findest du eine Liste für eine beispielhafte Hausapotheke. Vorab noch ein paar Hinweise:

▶ Du kannst die Hausapotheke personalisieren, indem du schaust, welche Bestandteile für euch besonders wichtig sind, und welche du möglicherweise selten oder (noch) gar nicht benötigst.

▶ Es ist ratsam, wichtige Notfallnummern schnell zur Hand zu haben. Dazu gehören eure Kinderarztpraxis, die Notrufzentrale (112), der ärztliche Bereitschaftsdienst (116117) und die für euch zuständige Giftnotrufzentrale. Am besten speicherst du sie in deinem Telefon ab oder hängst einen entsprechenden Zettel in der Nähe der Hausapotheke auf.

▶ Auch eine Übersicht von Erste-Hilfe-Maßnahmen beim Kind sollte nicht fehlen.

▶ Achte darauf, dass sich die Hausapotheke außerhalb der Reichweite deines Kindes und an einem kühlen und trockenen Ort befindet.

▶ Die Medikamente sollten im Dunkeln gelagert werden und manche davon, vor allem nach Anbruch oder im Sommer, möglicherweise auch im Kühlschrank.

▶ Bewahre den Beipackzettel auf und schreibe dir ärztliche verordnete Dosierungsanweisungen und das Öffnungsdatum des Medikaments (bei beispielsweise Säften) auf die Packung oder die Flasche.

▶ Überprüfe regelmäßig die Haltbarkeit der Bestandteile der Hausapotheke.

▶ Bewahre deine Medikamente und die deines Kindes getrennt voneinander auf, sodass es im Notfall nicht zu einer Verwechslung kommt.

Für zu Hause

- ▶ isotonische Kochsalzlösung (NaCl 0,9 %) und/oder Meersalz-Nasentropfen
- ▶ abschwellende Nasentropfen für Babys oder Kinder
- ▶ Ibuprofen und/oder Paracetamol (Zäpfchen, Saft oder (Schmelz-) Tabletten)
- ▶ Pulver zur Herstellung einer oralen Rehydratationslösung
- ▶ Lutschtabletten gegen Halsschmerzen (für Schulkinder)
- ▶ Fettsalbe (für das Fieberthermometer)
- ▶ Wund- und Heilsalbe
- ▶ Zinkoxidpaste oder Wundschutzcreme
- ▶ Gel mit antiallergischem Wirkstoff (im Kühlschrank lagern)
- ▶ mehrere Einmalspritzen (2 und 5 Milliliter) (für NaCl 0,9 % oder Medikamente)
- ▶ digitales Fieberthermometer (mit flexibler Spitze) oder Ohrthermometer
- ▶ Kirschkernkissen
- ▶ Zeckenzange oder -karte
- ▶ Wunddesinfektionsmittel
- ▶ Wundverschlussstreifen
- ▶ Wundpflaster verschiedener Größen und bunte Kinderpflaster
- ▶ Pinzette für Splitter
- ▶ sterile Verbände und Mullbinden
- ▶ Verbandsschere
- ▶ sterile Kompressen verschiedener Größen
- ▶ Einmalhandschuhe
- ▶ Kältepad (im Kühlschrank lagern) oder Sofort-Kältekompresse
- ▶ medizinische Kohle (Pulver)
- ▶ persönliche Medikamente (Dauermedikation oder Notfallmedikamente wie Salbutamolspray, antiallergische Medikamente, Fieberkrampfmittel, Kortisonsaft oder -zäpfchen für Pseudokrupp)

Für unterwegs

Für unterwegs oder auch als reduzierte Form einer Hausapotheke ist Folgendes empfehlenswert:

- ▶ isotonische Kochsalzlösung (NaCl 0,9 %)
- ▶ abschwellende Nasentropfen für Babys oder Kinder
- ▶ Ibuprofen und/oder Paracetamol (Zäpfchen, Saft oder (Schmelz-) Tabletten)
- ▶ Pulver zur Herstellung einer oralen Rehydratationslösung
- ▶ Zinkoxidpaste oder Wundschutzcreme
- ▶ digitales Fieberthermometer (mit flexibler Spitze)
- ▶ Pinzette für Splitter oder Zecken
- ▶ Wunddesinfektionsmittel
- ▶ Wundpflaster verschiedener Größen
- ▶ steriler Verband
- ▶ sterile Kompressen
- ▶ Sofort-Kältekompresse
- ▶ persönliche Medikamente (Dauermedikation oder Notfallmedikamente wie Salbutamolspray, antiallergische Medikamente, Fieberkrampfmittel, Kortisonsaft oder -zäpfchen für Pseudokrupp)

QUELLENVERZEICHNIS

1 Deutsche Gesellschaft für Immunologie e.V. (2017): *S2k-Leitlinie Diagnostik auf Vorliegen eines primären Immundefektes (PID).* Verfügbar unter: https://register.awmf.org/de/leitlinien/detail/112-001, aufgerufen am 16.04.2023

2 Deutsche Gesellschaft für Allergologie und klinische Immunologie e.V.; Deutsche Gesellschaft für Kinder- und Jugendmedizin e.V. (2021): *S3-Leitlinie Allergieprävention.* Verfügbar unter: https://register.awmf.org/de/leitlinien/detail/061-016, aufgerufen am 16.04.2023

3 Reinehr, T., Schnabel, D., Wabitsch, M. et al. (2018): *Vitamin-D-Supplementierung jenseits des zweiten Lebensjahres.* Monatsschrift Kinderheilkunde 166, S. 814–822

4 Paruthi, S.; Brooks, L.J. et al (2016): *Recommended amount of sleep for pediatric populations: A consensus statement of the American Academy of Sleep Medicine.* J Clin Sleep Med 12, S. 785–786

5 World Health Organization (2019): *Guidelines on physical activity, sedentary behaviour and sleep for children under 5 years of age.* S. 10

6 World Health Organization (2021): *Guidelines on physical activity, sedentary behaviour and sleep for children under 5 years of age.* S.6–9. Verfügbar unter: https://apps.who.int/iris/handle/10665/311664, abgerufen am 22.04.2023

7 World Health Organization (2020): *WHO guidelines on physical activity and sedentary behaviour.* S.1. Verfügbar unter: https://apps.who.int/iris/bitstream/handle/10665/336656/9789240015128-eng.pdf?sequence=1&isAllowed=y, abgerufen am 22.04.2023

8 Wichmann, O.; Ultsch, B. (2013): *Effektivität, Populationseffekte und Gesundheitsökonomie der Impfungen gegen Masern und Röteln.* Bundesgesundheitsblatt 08/2013: S. 1264

9 Gesellschaft für Neuropädiatrie (2021): *S1 Leitlinie Fieberkrämpfe im Kindesalter.* Verfügbar unter: https://register.awmf.org/de/leitlinien/detail/022-005, aufgerufen am 02.04.2023

10 Fegeler, U.; Jäger-Roman, E.; Rodens, K. (2017): *Praxishandbuch der pädiatrischen Grundversorgung;* Elsevier Verlag, München: S. 259

11 Fegeler, U.; Jäger-Roman, E.; Rodens, K. (2017): *Praxishandbuch der pädiatrischen Grundversorgung.* Elsevier Verlag, München: S. 198

12 Fegeler, U.; Jäger-Roman, E.; Rodens, K. (2017): *Praxishandbuch der pädiatrischen Grundversorgung.* Elsevier Verlag, München: S. 199–200

13 Deutsche Gesellschaft für Allgemeinmedizin und Familienmedizin e.V. (2020): *S3-Leitlinie Halsschmerzen.* Verfügbar unter: https://register.awmf.org/de/leitlinien/detail/053-010, abgerufen am 16.04.2023

14 Laass, M.; Schmitz, R (2015): *The prevalence of celiac disease in children and adolescents in Germany – results from the KiGGS study.* Dtsch Arztebl Int 2015; 112: 553–60

15 Robert Koch-Institut (2021): *Stand der Elimination von Masern und Röteln in Deutschland.* Epidemiologisches Bulletin 15/2021: S. 3–5

16 Thamm, R.; Poethko-Müller, C.; Hüther, A.; Thamm, M. (2018): *Allergische Erkrankungen bei Kindern und Jugendlichen in Deutschland – Querschnittergebnisse aus KiGGS Welle 2 und Trends.* Journal of Health Monitoring, 3/2018: S. 3–18

17 Deutsche Dermatologische Gesellschaft e.V. (2015): *S2k Leitlinie Neurodermitis.* Version 3.0. Verfügbar unter: https://register.awmf.org/de/leitlinien/detail/013-027, abgerufen am 16.04.2023

18 Deutsche Gesellschaft für Allergologie und klinische Immunologie; Ärzteverband Deutscher Allergologen; Gesellschaft für Pädiatrische Allergologie und Umweltmedizin (2011): *Vorgehen bei vermuteter Nahrungsmittelallergie bei atopischer Dermatitis.* Verfügbar unter: https://dgaki.de/wp-content/uploads/2010/05/Leitlinie_AtopEkzemNahrungsmittelallergie_061-010l_S1_2009.pdf, abgerufen am 16.04.2023

19 Robert Koch-Institut (2020): *Evaluation der Varizellen-Impfempfehlung durch die STIKO.* Epidemiologisches Bulletin 03/2020: S. 9–10

WEITERFÜHRENDE EMPFEHLUNGEN

Für den Fall, dass du Genaueres über einzelne Themen nachlesen möchtest, oder damit du allgemein seriöse Quellen für Gesundheitsinformationen kennst, folgen nun weiterführende Empfehlungen für dich.

Websites mit allgemeinen Informationen

▶ Bundeszentrale für gesundheitliche Aufklärung (BZgA): www.kindergesundheit-info.de
▶ Berufsverband der Kinder- und Jugendärzte e.V. (BVKJ): www.kinderaerzte-im-netz.de
▶ Deutsche Gesellschaft für Kinder- und Jugendmedizin e.V. (DGKJ): www.dgkj.de/eltern
▶ Bundesministerium für Gesundheit: www.gesund.bund.de

Websites mit speziellen Informationen

Allergien:
▶ Deutscher Allergie- und Asthmabund: www.daab.de
▶ Gesellschaft für pädiatrische Allergologie und Umweltmedizin: www.gpau.de
▶ Allergieinformationsdienst: www.allergieinformationsdienst.de

Ernährung:
▶ Netzwerk Gesund ins Leben: www.gesund-ins-leben.de

Medien:
▶ Universität Witten/Herdecke und BVKJ: www.bildschirmfrei-bis-3.de

Impfungen und Infektionen:

▶ Robert Koch-Institut: www.rki.de

▶ Bundeszentrale für gesundheitliche Aufklärung:
www.infektionsschutz.de und www.impfen-info.de

Bauchprobleme:

▶ Deutsche Zöliakie-Gesellschaft e.V.: www.dzg-online.de

▶ Gesellschaft für Pädiatrische Gastroenterologie und Ernährung e.V.
(besonders empfehlenswert: Infovideo zu Verstopfung »The poo in
you«): www.gpge.eu/elternkinder

Neurodermitisschulungen:

▶ Arbeitsgemeinschaft Neurodermitisschulung e.V. (AGNES):
www.neurodermitisschulung.de (unter »Zentren«)

SACHREGISTER

A

Allergien 19, 21, 32
Antibiotikum 68, 75, 91f., 150
Aphthen 86f.
Asthma 32, 102f.
Augen 64ff.
    Bindehautentzündung 64ff.
    Gerstenkorn 70f.
    verklebte 64f., 67, 69

B

Bauchschmerzen *siehe auch*
    Verdauung 118ff., 125ff., 140
Beikost 20, 138f.
Bewegung 30f.
Blasenentzündung 147f., 150f.
Blinddarmentzündung 121ff.
Borkenflechte 183f.
Brei 75, 89
Bronchitis 32, 94f., 100ff.

C

COVID-19 108f.

D

Dellwarzen 177f.
Durchfall 112ff., 124f.

E

Entspannung 28f.
    Bodyscan 29
Erbrechen 112f., 116
Erkältung 77f., 80ff., 94, 98f., 107
Ernährung 23, 25, 124, 130f., 140f.

F

Fieber 38ff., 52ff.
    Drei-Tage-Fieber 59ff., 158f.
    Fieberkrampf 41, 56ff.
    richtig messen 43f.
    zahnen 42f., 84
Fruktose 127f.

G

Genitalien 151ff., 154f.
Gluten 129ff.
Grippe 107f.

H

Halsschmerzen 88ff.
Hand-Fuß-Mund-Erkrankung 158,
    178ff.
Harnwegsinfekt *siehe* Blasen-
    entzündung

DANK

Ein Ratgeber verlangt Sachlichkeit. Da meine Dankbarkeit gegenüber den tollen Menschen in meinem Leben, die dieses Buch möglich gemacht oder unterstützt haben, alles andere als sachlich ist, folgen nun ausnahmsweise ein paar emotionale Zeilen.

Danke Mama und Papa, dass ihr mich bedingungslos liebt und in jeglicher Art und Weise unterstützt. Danke für die kreativen und wissensdurstigen Gene!

Danke Amelie, dass du nicht nur meine wunderbare Schwester und Freundin, sondern auch meine und zugleich die beste Videografin bist. Danke, dass du immer an mich glaubst!

Danke Karl, dass du mein Partner, Mitbewohner, Koch, Aufheiterer, Entdramatisierer, Cheerleader und gnadenloser Optimist bist!

Danke Mädels, ich habe die stärksten, schlauesten und warmherzigsten Frauen der ganzen Welt als Freundinnen. Ich hoffe, ihr fühlt euch alle angesprochen! Insbesondere möchte ich Tanja, Esther und Tessa für ihre große Unterstützung während des Schreibens danken.

Danke liebe (ehemalige) Kolleg*innen – ich bewundere eure Kompetenzen und schätze die Zusammenarbeit mit euch sehr. Insbesondere danke ich Oliver, Antje, Siri und Eva, dass ich so viel von euch lernen durfte.

Danke liebe Familien, dass ich mit euch zusammenarbeiten darf und ihr mir euer Vertrauen schenkt!

Danke lieber riva Verlag für die tolle Möglichkeit, mein Wissen mit diesem Buch weiterzugeben. Insbesondere danke ich Nora Kayser für die geduldige, zuverlässige und sehr angenehme Zusammenarbeit!

ÜBER DIE AUTORIN

Dr. med. Nele Marie Peters wurde 1988 in Düsseldorf geboren und ist Kinderärztin aus Leidenschaft. Nach ihrem Medizinstudium in Münster arbeitete sie in einer großen Berliner Kinderklinik und zwei Kinderarztpraxen. Neben ihrer Tätigkeit im Kinder- und Jugendgesundheitsdienst der Stadt Berlin bestärkt sie Eltern und andere Interessierte auf ihrem YouTube- und Instagram-Kanal »Frag Dr. Nele« mit fundiertem kindermedizinischem Wissen. Im Rahmen des Programms »Klasse2000« setzt sie sich für Gesundheitsförderung und Prävention in Berliner Grundschulen ein.

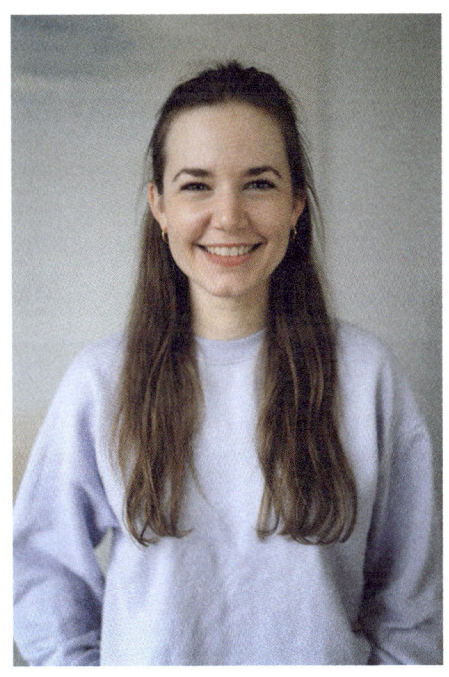

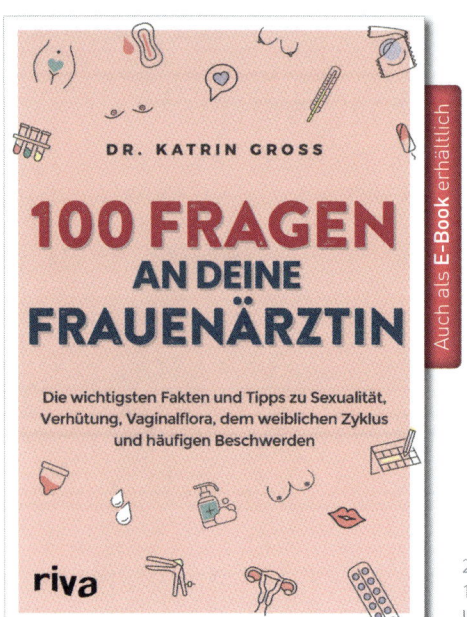

208 Seiten
16,00 € (D) | 16,50 € (A)
ISBN 978-3-7423-2395-8

Dr. med. Katrin Gross

100 Fragen an deine Frauenärztin

Die wichtigsten Fakten und Tipps zu Sexualität, Verhütung, Vaginalflora, dem weiblichen Zyklus und häufigen Beschwerden

Wie kann ich PMS wirksam behandeln? Ist eine Intimrasur gefährlich? Warum sollte ich meinen Beckenboden trainieren? Wie halte ich mein vaginales Mikrobiom in Balance? Und was hilft bei Scheidentrockenheit? Diese und ähnliche Fragen beschäftigen wohl jede Frau, doch nicht immer bietet die Sprechstunde die richtige Gelegenheit, um sie zu stellen. Aus diesem Grund hat es sich die Gynäkologin Dr. Katrin Gross zur Aufgabe gemacht, die 100 häufigsten Fragen rund um das Thema Frauengesundheit zu beantworten. Offen, fundiert und klar bespricht sie Themen wie Sex, Menstruationsbeschwerden, Verhütung, Geschlechtskrankheiten, Schwangerschaftsabbruch und Intimpflege. Sie klärt Mythen auf, und gibt praktischen Rat, damit jede Frau die richtigen Entscheidungen für den eigenen Körper treffen kann.

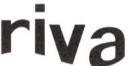

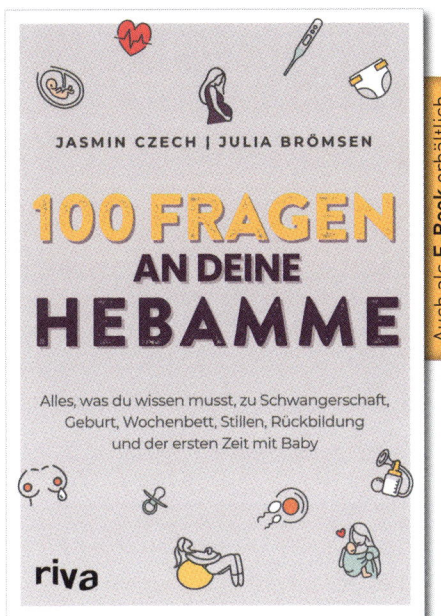

192 Seiten
16,00 € (D) | 16,50 € (A)
ISBN 978-3-7423-2406-1

Jasmin Czech, Julia Brömsen

100 Fragen an deine Hebamme

Alles, was du wissen musst,
zu Schwangerschaft,
Geburt, Wochenbett, Stillen,
Rückbildung und der ersten
Zeit mit Baby

Welche Funktion hat meine Plazenta? Was kann ich tun, wenn mein Kind in Beckenendlage liegt? Wie verhalte ich mich bei Milchstau oder Mastitis? Was ist eine Rektusdiastase? Wann kann ich wieder schwanger werden? Diese und viele andere Fragen beschäftigen Schwangere und junge Mütter. Denn mit dem Feststellen der Schwangerschaft beginnt eine Zeit voller Veränderungen im eigenen Körper und im Leben. Die Hebammen Jasmin Czech und Julia Brömsen, auch als »Momallie« bekannt, wissen, welche Herausforderungen Schwangere erwarten, und stehen mit praxiserprobtem Rat zur Seite. Basierend auf ihrer langjährigen Erfahrung haben sie die 100 brennendsten Fragen gesammelt, die sich jede (werdende) Mutter stellt – oder stellen sollte.

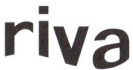

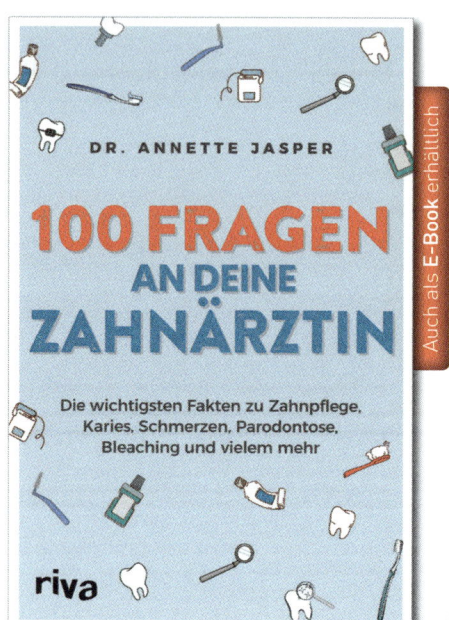

192 Seiten
15,00 € (D) | 15,50 € (A)
ISBN 978-3-7423-2236-4

Dr. med. Annette Jasper

100 Fragen an deine Zahnärztin

Die wichtigsten Fakten
zu Zahnpflege, Karies,
Schmerzen, Parodontose,
Bleaching und vielem mehr

Ist das Zähneputzen am Abend wichtiger als am Morgen? Was kann ich gegen Mundgeruch tun? Schadet Aufhellen meinen Zähnen? Ist Karies ansteckend oder vererbbar? Diese und andere Fragen beschäftigen viele Menschen – doch um sie zu stellen, fehlen beim Praxisbesuch oft Zeit oder Mut. »Dabei gibt es keine dummen Fragen!«, sagt die ganzheitliche Zahnärztin Dr. Annette Jasper, die in diesem Buch all das beantwortet, was Patienten sich oft nicht anzusprechen trauen. Fundiert und leicht verständlich erklärt sie alles Wissenswerte rund um Zahn- und Mundraumpflege, Beschwerden, Behandlungen und Kosten. Mit diesem praktischen Wissen ist ein Gespräch mit dem*der Zahnarzt*Zahnärztin auf Augenhöhe möglich, Unsicherheiten können aus dem Weg geräumt und die eigenen Zähne nachhaltig gesund gehalten werden.

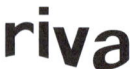